必ず読めるようになる 医学英語論文

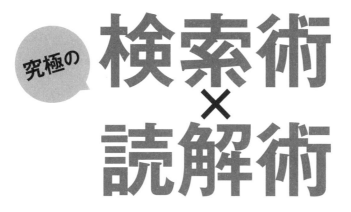

究極の 検索術 × 読解術

康永 秀生 著
東京大学大学院医学系研究科教授

金原出版株式会社

本書は，医学部学生・大学院生や若手の臨床家を対象に，医学英語論文の効率的な検索の方法と，医学英語論文を読解する技術を伝授することを目的としている。

そもそもなぜ医学英語論文を読む必要があるのか，改めて考えてみよう。

医学英語論文を読まなくても，他の資料を読めば医学・医療の知識を身に付けることはできる。たいていの医学部学生は，教科書や国家試験対策用テキストなどを用いて基礎知識の習得に励む。国家試験合格後に医療従事者になると，研修医マニュアルや種々の診療マニュアルを読めば，より実践的な医療知識を身に付けられる。少し意識の高い臨床家は，診療ガイドラインやUpToDateなど，専門家による文献レビューをまとめた二次資料に目を通す。

医学英語論文を読まなくても，日常臨床のルーチン・ワークはほぼ問題なく実践できてしまいそうだ。ならばなぜ，医学英語論文を読む必要があるのだろう。

医学英語論文を読む目的のひとつは，エビデンスに基づく医療（evidence-based medicine，EBM）の考え方に基づいて，クリニカル・クエスチョン（clinical question）に答えるために最新の文献を検索し，それらの知見を日常診療における個々の患者に対する医療に役立てることである。もうひとつの目的は，学会発表や論文執筆に挑む研究者や臨床家が，すでに分かっていることは何か（What is already known?）を知り，まだ分かっていないことは何か（What remains unknown?）を見出すことである。

　とは言え，かなり意識が高い臨床家でないと，ふだんから医学英語論文を読まないようである。自ら PubMed で文献検索し原著論文をダウンロードしている臨床家は，周囲の同僚に「勉強熱心だなあ」と褒められたりする。

　たいていの臨床家は（かつて筆者自身がそうであったように）せいぜい抄読会の出番が回ったときにだけ，しょうがなしなし論文を斜め読みし，プレゼンテーションに何とか間に合わせる。論文を読むこと自体がひどく時間のかかる面倒くさい作業になり，日常臨床とは関係ないやっつけ仕事になっている。

　臨床家が誰でもふつうに論文を読みこなし，日常診療に役立てるようなシチュエーションがもっとあってもいいはずである。だが実際には，なかなかそのハードルは高いようである。論文を読みたいという意欲，あるいは読まなければならないという切迫感が少しはあっても，たいていの臨床家は忙しい日常臨床に阻まれて，なかなか行動に移せない。

　筆者は，前著『必ずアクセプトされる医学英語論文　完全攻略 50 の鉄則』（金原出版）において，論文をまだ書いたことが無い臨床家などを対象に，「医学英語論文の書き方」について解説した。しかしそもそも医学英語論文を書くには，「医学英語論文の読み方」がしっかりと身に付いていなければならない。そこで，金原出版の編集者の助言も受けて，「医学英語論文の読み方」に焦点を当てた本書を刊行するに至った。

　本書の執筆にあたり，先行の類書をいくつかレビューしてみたとこ

ろ，目を疑うような記述を発見した。いくつかの書籍が，医学英語論文の「斜め読み」を推奨している。Introduction は最後のパラグラフだけ読む。Methods は全部飛ばす。Table と Figure を眺めたら，Results は読まず，Discussion の最初のパラグラフと Conclusion を読めばおしまい，などと書かれている。

　　──とんでもない話だ。そんな読み方をしていたら，100 年経っても論文をきちんと読めるようにはならない。論文を読むまとまった時間が無いからと言って，「斜め読み」をしていては，論文の内容を深く理解することはできないし，臨床能力・研究能力を養うことにもつながらない。

　本書では一貫して，論文の「精読」を推奨している。Title/Abstract だけ読んだつもりではダメ，「斜め読み」厳禁，Introduction・Methods・Results・Discussion の隅々まで読むことを強く勧めている。論文を読む時間が足りないならば，読むべき論文を厳選し，1 本 1 本の論文を速く読めばよい。本書は，そのスキルを身に付けるためのヒントが満載である。

　本書の構成は以下のとおりである。第Ⅰ章で「医学英語論文を読む目的」を概観した後，第Ⅱ章「文献検索のスキルアップ」では，最も汎用される文献検索エンジンである PubMed を用いた検索スキルを伝授する。第Ⅲ章「医学英語論文の読み方スキルアップ」では，論文精読の勧め，速読即解トレーニング，予測読みの極意を伝授する。第Ⅳ章「実践・臨床研究論文の読み方」では，ランダム化比較試験（RCT），観察研究の論文の読み方について解説する。さらに巻末の資料として「医学英語論文読解に役立つ疫学・統計基礎用語集」を配

し，本文中に引用を付した。

　本書に書かれている内容を体系的に教わったことのある臨床家はほとんどいないだろう。特に第Ⅲ章は多くの読者にとって初見であるに違いない。実を言うと筆者自身も，本書に書かれている内容を誰かに教わった経験は無い。筆者だけではないだろう。本書に書かれている方法論は，論文を日常的に読みこなしている方々にとっては，既に自然に身に付いてしまっているスキルである。本書はそのスキルを体系的に言語化したものである。

　逆に言えば，既に医学英語論文を読むことに慣れている方々が本書を読んでも，あまり得るものは無いかもしれない。しかしながら，医学英語論文の検索や読解に困難を感じていたり，億劫に思っている方々にとっては，目から鱗が落ちるような新鮮な情報が詰まった一冊である。

　慣れないうちは，医学英語論文の検索・読解の作業を効率的にできず，時間がかかりすぎてしまう。しかし，慣れてしまえば決して困難な作業ではなく，さほど時間もかからない。多くの臨床家が，本書を足掛かりに，医学英語論文を日常的に読みこなせるようになっていただければ幸いである。

　最後に，本書執筆のきっかけをいただき，執筆中にも絶えず細やかなご支援をいただいた，金原出版の編集者である須之内和也氏に心からお礼を申し上げる。

2021 年 3 月

康永秀生

CONTENTS

I 医学英語論文を読む目的

II 文献検索のスキルアップ

Ⅲ　医学英語論文の読み方スキルアップ

Ⅳ 実践・臨床研究論文の読み方

資料 医学英語論文読解に役立つ疫学・統計基礎用語集

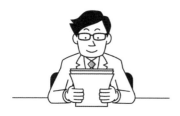

I

医学英語論文を
読む目的

1 医学・医療の知識を身に付けるには

　医療系の学生や若手の臨床家が医学・医療の知識を身に付けるには，教科書や診療マニュアルを読んだり，先輩や上司に聞いたりするのもよいだろう。

　まだ教科書に載っていない最新の医学・医療の知識に触れたいならば，診療ガイドラインやUpToDate，Cochraneなど，特定の疾患や治療法に関する研究論文がまとめられた二次資料に当たるのもよい。和雑誌の特集号を読んだり，学会や研究会に出席して専門家の講演を聴くのもよいだろう。

　近年は医療者向けインターネット情報サイト（CareNet，m3，Medical Tribune，日経メディカル，など）も内容が充実している。新刊の論文情報を手っ取り早く得たいならば，それらに頼ってもよいだろう。

表 1-1　「知識の習得」を目的とした情報コンテンツ

①教科書，診療マニュアルなど
②論文の二次資料（診療ガイドライン，UpToDate，Cochrane など）
③学会・研究会などの講演
④医療者向けインターネット情報サイト

　上記に挙げたコンテンツは，いずれも医学・医療に関する「知識の習得」のためには役立つ。

　しかし，もっぱら「知識の習得」を目的として，自らPubMedなどの論文検索エンジンを用いて論文を検索し，論文のフルテキストを入手して読むことはお勧めしない。単に知識を得たいのならば，表 1-1のコンテンツを利用する方が圧倒的に早い。

　医学雑誌の数は増え続けている。出版される医学英語論文の本数自体も増え続けている。例えば PubMed を用いて，1990 年から 2019 年までに出版された，Title に "arthroplasty" を含む論文数を検索してみると，1990 年は 265 編，2000 年は 471 編，2010 年は 1,577 編，2019 年は 4,160 編である。Arthroplasty（関節形成術）の専門家であっても，1 年に 4,000 編以上の arthroplasty に関する論文を読破することは不可能であるし，そんな非効率なことをするのは時間の無駄である。

　忙しい臨床家が，わざわざ論文のフルテキストを読むことの意義は何か？　医学英語論文を読む目的は，大きく分けて二つある。一つはクリニカル・クエスチョンに答えるため，もう一つは自ら論文を書くためである。

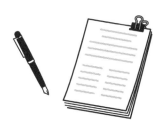

SNS で医学知識を身に付ける?

近年は多くの journal が,Twitter や Facebook のサイトを開設しており,新規の論文情報を積極的に公開している。一体,SNSによる医学情報の閲覧は臨床家の知識向上につながるのだろうか? 知識向上につながるとしても,Twitter と Facebook のどちらがより効果的だろうか? それらについて検証したオープン・ラベルのランダム化比較試験の論文を紹介しよう。(Tunnecliff J, et al. Translating evidence to practice in the health professions: a randomized trial of Twitter vs Facebook. J Am Med Inform Assoc 2017; 24: 403-408.)

参加者494人がTwitter群とFacebook群にランダムに割り付けられ,317人の応答者が分析対象となった。対象者は,腱障害の医療的管理に関する知識を Twitter または Facebook を介して伝えられた。アウトカム指標は,知識の変化と自己申告による診療行動の変化である。

どちらのグループも知識が向上し診療行動が変化したものの,群間で有意差を認めなかった。Twitter 群の方が情報のシェアは多く,Facebook 群の方が脱落は少なかった。

結論として,Twitter と Facebook はどちらも臨床家の医学知識を向上させ,この効果に有意な差はないようである。Twitter の利用者の方が情報を拡散させやすく,Facebook 利用者の方がコースを修了しやすい,とのことである。

学習の方法は,多様であってよい。

2 クリニカル・クエスチョンに答えるために論文を読む

1. クリニカル・クエスチョンが浮かんだら

　研修医の頃は，わからないことは上司に聞いたり，教科書や診療マニュアルを見るだけで済ませてしまっていた，という臨床医も少なくないかもしれない。

　臨床経験を蓄積するにつれて聞ける上司も少なくなってくる。教科書や診療マニュアルでは解決できないクリニカル・クエスチョン（clinical question）も増えてくる。自分が実践している診療はそもそも妥当なのか，目の前の患者に対する複数の治療の選択肢のうちどれがベストなのか，などのさまざまなクリニカル・クエスチョンが浮かんでくるだろう。

　二次資料（診療ガイドライン，UpToDate，Cochrane など）を参照すれば解決できることもある。しかし，すべてのクリニカル・クエスチョンが二次資料に取りあげられているわけではない。その場合，自ら文献を検索し，疑問に答えうる可能性のある原著論文にたどり着き，それらを読みこなすことが必要となる。

2. EBM とは

　エビデンスに基づく医療（evidence-based medicine，EBM）という概念は，1991 年に Guyatt によって初めて提唱された。（Guyatt GH. Evidence-based medicine. ACP J Club 1991; 114: A16.）

　Sackett らによれば，EBM とは，個々の患者に対する臨床判断の局面において，最新かつ最良のエビデンスを明示的かつ良心的に一貫して適用することである。同時に Sackett らは，EBM とは「エビデンス，患者の意向，臨床能力の3つを統合すること」とも説いた。

〔Sackett DL, et al. Evidence-based Medicine: How to practice and teach EBM（2nd ed.）. Churchill Livingstone, 2000.〕

　EBM における最も重要な考え方が，医療に関わるエビデンスを臨床疫学の正しい方法論に基づく観察や実験に求める，というものである。医療者個人の経験のみに依拠した医療は，良い医療とはいえない。利益相反や権威主義は，EBM を歪める恐れがある。

　日常臨床において，臨床家が個人の経験に依拠してしまうことはよ

Column
製薬会社が提供する食事が医師の行動変容を起こす

　米国のある論文によると，医師が製薬会社に 20 ドル以下の食事を提供されたことと，その製薬会社の薬をよく処方することには関連がある，とのことである。(DeJong C, et al. Pharmaceutical industry-sponsored meals and physician prescribing patterns for Medicare beneficiaries. JAMA Intern Med 2016; 176: 1114-1122.)

　2013 年において，279,669 人の医師のうち，のべ 63,524 人が薬に関する利益供与を受け，その 95％は 20 ドル以下の食事提供であった。

　ロスバスタチンに関するプロモーションに際して食事提供を受けた医師は，他のスタチンよりもロスバスタチンをよく処方していた（オッズ比 1.18；95％信頼区間 1.17-1.18)。同様に，nebivolol（β ブロッカー）ではオッズ比 1.70（1.69-1.72)，オルメサルタン（アンジオテンシン II 受容体拮抗薬）ではオッズ比 1.52（1.51-1.53)，desvenlafaxine（選択的セロトニン・ノルアドレナリン再取込阻害薬）ではオッズ比 2.18（2.13-2.23)となった。

　本研究の結論に，"The findings represent an association, not a cause-and-effect relationship." (結果は関連を示すものであり，因果関係を示すものではない）と記されている。「食事提供」⇒「薬処方」という関係ではなく，逆の因果，すなわち「薬処方」⇒「食事提供」という関係があるかもしれない。なかなか皮肉の効いた結論である。

くある。自分が受け持った特別に困難な症例で，ある薬がたまたま奏効した。その記憶が鮮明に残っているために，その一例をもって範例とみなし，「この薬はよく効く」と考えてしまい，以後は同様の症例で毎回その薬を使うようになることがある。

MR（medical representative，医薬情報担当者）が持参した資料に「新薬○○が，□□に著明な効果」と書いてある。それを見て医師は新薬○○を使ってみようと思うことがある。このような医療を，「MR に基づく医療（MR-based medicine）」という。

3. EBM を実践する 5 つの手順

表 1-2　EBM を実践する 5 つの手順

ステップ 1：クリニカル・クエスチョンを明らかにする ステップ 2：クリニカル・クエスチョンに関連する質の高い文献を検索する ステップ 3：文献を批判的に吟味する ステップ 4：ステップ 3 の結果を患者に適用することを検討する ステップ 5：上記ステップ 1〜4 および患者への適用結果を評価する

Sackett らは，EBM を実践する 5 つの手順を提唱した（表 1-2）。

ステップ 1 において，クリニカル・クエスチョンを PE（I）CO という形式に構造化する。P は対象（Population）または患者（Patients），E は曝露（Exposure），I は介入（Intervention），C は対照（Controls），O はアウトカム（Outcome）を示す。

ステップ 2 の文献検索の際，患者の個別の状況をあまりに細かく考慮してしまうと，該当する文献がヒットしなくなる。文献に示されている結果の内的妥当性🔖を批判的に吟味した後，それらが自分の患者

🔖用語集　内的妥当性（→P.140）

に適用できるかどうか，つまり外的妥当性🔖を検討する。具体的には，論文に書かれている患者群の背景要因や臨床経過が，自身の患者に類似しているかどうかを確認し，論文の結果を自身の患者に適用可能か検討しなければならない。

　例えば担当している患者は，ある疾患をもつ80歳の透析患者としよう。その患者にある治療法を実施するべきかどうか検討することとする。その治療法に関する文献を検索したところ，数件の論文を発見できたので，それらを批判的に吟味した。しかしそれらはいずれも対象は70歳未満であり，透析患者は除外基準に入れられている。ここまででステップ1〜3は完了である。

　そこで，その患者に対する当該治療はあきらめるしかないのだろうか？　そこでステップ4に移り，患者を取り巻く医療環境（医療スタッフの技術水準，設備・機器の充実など），患者の価値観や意向，それらを総合的に検討し，実際にその治療を患者に適用できるか，すべきかどうか，包括的に判断しなくてはならない。

　さらにステップ5では，ステップ1〜4が適切であったかを評価し，患者にとって有意義な医療であったかどうかを検証する。

4. EBM に対する誤解

　EBM に対する典型的な誤解の一つが，「EBM を実践することとは，エビデンスを患者に当てはめること」というものである。ステップ4を無視してステップ3の段階で「エビデンスを患者に当てはめる」ことは，文献の記述を盲信し，それを患者に押しつけることに他ならない。

　もう一つは，「EBM とは，診療ガイドラインを作成し，診療を標準

📖用語集　外的妥当性（→P.140）

化すること」という誤解である。しかし，診療ガイドラインの作成手順は，Sackett らの EBM のステップ 3 までを行っているにすぎない。ステップ 4 以降は個々の臨床家に委ねられている。

　さらにもう一つ，最強のエビデンスはランダム化比較試験（RCT）である，RCT がなければエビデンスではない，という誤解がかつてはあった。最も内的妥当性が高い研究デザインが RCT であることは間違いない。しかし，明らかに効果が高い治療については，RCT をやる必要がないし，やること自体が非倫理的である（P.10，コラム参照）。

　近年は，エビデンスのレベルを評価するにあたって，研究デザインを最重視する考え方は衰退し，研究デザインに加え効果量などの研究内容そのものを問う，「GRADE システム」などの方法がよく利用されている〔相原守夫. 診療ガイドラインのための GRADE システム（第2版）. 凸版メディア，2015.〕。

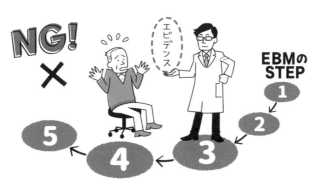

ステップ 3 の段階で，患者にエビデンスを押しつけてはいけない！

パラシュートの効果を検証したランダム化比較試験

2018年のBritish Medical Journal（BMJ）に，航空機から飛び降りる際にパラシュートを使用することが死亡や重大損傷を防ぐかどうかを検証したランダム化比較試験（RCT）の論文が掲載された。(Yeh RW, et al. Parachute use to prevent death and major trauma when jumping from aircraft: randomized controlled trial. BMJ 2018; 363: k5094.)

読者は次のように訝るかもしれない。パラシュートの効果は自明であって，そもそもRCTは必要ない。それどころか，コントロール群に割り当てられたグループに死亡や重大損傷を招くことは明らかであって，それを実際にやってみるなど，非倫理的を通り越して狂気の沙汰である——などとまじめに考えてしまう読者もいるかもしれない。

もちろん，こんな研究をまじめにやるはずはない。BMJはクリスマスの季節に，ふざけた内容の論文を特集する。この論文も2018年のクリスマス特集に掲載されたものである。

同意を得られた参加者23人が，パラシュート使用群12人とリュックサック使用群11人にランダムに振り分けられた。効果指標は，着地直後の死亡または重大損傷の複合アウトカムとした。参加者は全員，平均時速0m・平均高度0.6mという状況で，航空機から飛び降りた。その結果，複合アウトカムの発生件数は，パラシュート群0人，リュックサック群0人となり，群間に有意差を認めなかった。

著者らは，本研究の限界として，「平均時速0m・平均高度0.6m」つまり「地上で停止している航空機から飛び降りる」という条件下でしか参加者を集められなかったことを挙げ，今後さらに高度を上げて検証することが必要と結論づけた。

この論文は，医学界に蔓延する「RCT至上主義」に対する痛烈な風刺である。何でもかんでもRCTでなければダメ，というのはおかしいでしょう。特殊な環境下で検証された結果を現実の世界に適用するのは変でしょう，という著者一流の皮肉が込められている。

3 自ら論文を書くために論文を読む

　医学英語論文を読むもう一つの目的は，研究者や臨床家が自ら研究を実践し，学会発表や論文執筆に備えるためである。

　日常臨床において，自身のクリニカル・クエスチョンに明確に答えてくれる先行論文が少ないことを発見できれば，そのクリニカル・クエスチョンをリサーチクエスチョン（research question）に昇華し，自ら臨床研究にトライしてもよい。

　自分が抱えているクリニカル・クエスチョンを，疑問のままで終わらせてはならない。疑問に答えるエビデンスがなければ，自分でエビデンスを築けばよい。あなたがこれから行う臨床研究が，あなたのクリニカル・クエスチョンに答える唯一の方法かもしれない。

　優れた臨床研究の結果を論文にまとめて出版すれば，多くの臨床家に読まれるかもしれない。彼らの医学知識をアップデートし，彼らの臨床におけるプラクティスに変化をもたらし，結果的に多くの患者の命を救ったり，quality of life（QOL）を向上することにつながるかもしれない。

　臨床研究の目的は，究極的には多くの患者のアウトカムを改善することである。それ以外はない。知的好奇心だけで臨床研究を行うべきではない。

　臨床研究を行うにあたっては，研究テーマに関する先行文献のレビューを徹底的に行うことが必須である。既にわかっていることは何か（What is already known?）を知り，まだわかっていないことは何か（What remains unknown?）を明らかにしなければならない。そのためには，ある程度幅広い文献検索を行い，先行研究を読み込むという作業が必要になる。

なお，臨床研究の実践については，前著『できる！ 臨床研究 最短攻略50の鉄則』（金原出版）も参照していただきたい。論文の書き方については，『必ずアクセプトされる医学英語論文 完全攻略50の鉄則』（金原出版）も参照されたい。

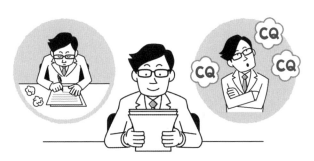

論文を書くため/クリニカル・クエスチョン（CQ）に答えるために，論文を読む

Ⅱ

文献検索の
スキルアップ

本稿では，PubMed を中心に，文献検索のスキルを向上させるためのさまざまな知識を伝授する。なお，検索結果は本書執筆時点のものである。

1 目的に沿った文献検索

1. ガイドライン作成のための文献検索

学会が診療ガイドラインを作成する際などには，クリニカル・クエスチョンごとにシステマティック・レビュー📖を行う。この場合，文献の網羅的検索が必要となる。

PubMed，CENTRAL，EMBASE，CINAHL，医中誌などの複数のデータベースを活用し，系統的文献検索を行う。検索漏れを防ぐために，感度を重視した検索を行わなければならない。検索の再現性を担保するために，検索式を厳密に定め，PRISMA（Preferred Reporting Items for Systematic reviews and Meta-Analyses）ガイドラインに沿って検索フローチャートも作成する。

ヒットした膨大な論文の Title と Abstract を複数の専門家がしらみつぶしに当たって，クリニカル・クエスチョンに沿う文献を選定する作業を行う。膨大な時間と労力を要するため，多数の専門家を集めてチームを編成したうえで実践しなければならない。

さて，本書を手に取っていただいた読者のほとんどは，ガイドライン作成など無縁であろう。その任に当たっている研究者は，そのための専門書を参照されたい。

📖用語集 システマティック・レビュー（→P.134）

2. 研究者個人が行う文献検索

　本書では，ガイドラインを作成するわけでもなく，システマティック・レビューを行うわけでもない，研究者が個人で行う文献検索に焦点を当てる。

　研究者個人が行う文献検索の目的は，医学英語論文を読む目的と一致する。すなわち，①クリニカル・クエスチョンに答えるため，②自ら論文を書くため，の2つである。

　どちらも，システマティック・レビューをやるわけではないので，

Column

Cochrane Library

　Cochrane Library（https://www.cochranelibrary.com/）には，Cochrane Database of Systematic Reviews（CDSR）が掲載されている。

　アーチボルト・コクラン（1909-1988）は，1972年に出版した著書"Effectiveness and Efficiency: Random Reflections on Health Services"のなかで，「既存のランダム化比較試験（RCT）からより良いものを選りすぐり，質の悪いものは捨て，それらをまとめて，遅滞なく，必要な人に届けることが重要である」，と説いた。エビデンスが体系的にレビューされ，絶えず更新されなければ，医療の効果が一般に正しく理解されることはなく，医療サービスは誤って提供されることになる。システマティック・レビューがなされれば，既に明らかになっている事柄について新たに研究を追加することもなくなり，貴重な資源の浪費もなくなるだろう。さらに，いまだ明らかになっていないことも判明し，次なる新たな臨床研究の方向性も定まるだろう。

　コクラン共同計画（The Cochrane Collaboration）は，コクランの弟子が彼の遺志を受け継いで1992年に設立した非営利団体である。製薬企業などからの献金を全く受けておらず，利益相反とは無縁である。RCTを中心とした質の高い研究を選別し，システマティック・レビューを行い，その結果を医療関係者・医療政策決定者・一般の人々にも公開し，合理的な意思決定に資することを目的としている。すべての治療・予防などを対象としている。

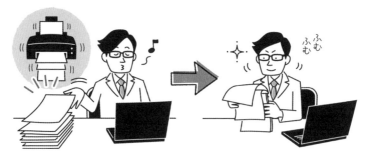

積ん読は厳禁，読むべき論文を厳選すべし！

該当する論文を1つも漏れなく引き当てようという血のにじむような
努力は無用である。基本的に，評価の低いjournalの論文は読む必要
がないし，古い論文も読む必要がない。読むべき論文を厳選し，効率
的な情報収集に徹しなければならない。

1）クリニカル・クエスチョンに答えるための文献検索

　クリニカル・クエスチョンにジャスト・ミートし，なおかつなるべ
く質の高い論文との出会いを優先する。特異度を優先した絞り込み検
索を行い，クリニカル・クエスチョンに答えうるキー論文を見つけて
精読することが主眼となる。
　特に，後述するPubMed Clinical Queriesは，クリニカル・クエス
チョンに答えるための文献検索に適している。

2）自ら論文を書くための文献検索

　学会発表や論文執筆に備えるための文献レビューでは，特異度を優
先した文献検索をベースとしつつも，より広い範囲の検索が必要とな
る。この場合，キー論文だけではなく，関連論文にも検索対象範囲を
広げる。

　なお，文献検索そのものに時間をかけないことが重要である。膨大な数の論文のフルテキストをダウンロードし，それらを整理することに時間と労力を費やし，論文を読む前に力尽きてしまっている研究者が少なくない。

　「積ん読」は不可である。読むべき論文を絞り込み，限られた時間はなるべく論文を読むことに費やすべきである。

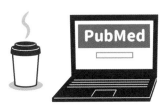

2 PubMed 検索の基礎知識

1. 文献データベースの選択

　特に理由がなければ，用いるべき文献データベースは PubMed だけでよい。PubMed 以外のデータベースは，目的に合わせて追加すればよい。

　CENTRAL（Cochrane Central Register of Controlled Trials）は，ランダム化比較試験（RCT）や準ランダム化比較試験の論文，学会抄録などを収録している。論文化されていない臨床試験も収録している。

　EMBASE は，生物医学，薬学分野の文献データベースである。医薬品に関わる基礎研究，医薬品開発の治験などの論文を豊富に収録している。

　CINAHL（Cumulative Index to Nursing and Allied Health Literature）は，看護分野の文献を幅広く収録している点が特徴的である。

　医中誌 Web は，特定非営利活動法人医学中央雑誌刊行会（医中誌）が作成・運営する国内医学論文のデータベースである。

　Google Scholar は，ウェブ検索サイトの Google が提供する学術分野の検索サービスの一つであり，論文，学術誌，出版物などを収録している。

2. PubMed とは

　PubMed（https://pubmed.ncbi.nlm.nih.gov/）とは，NLM（米国国立医学図書館: National Library of Medicine）内の，NCBI（米国国立生物工学情報センター: National Center for Biotechnology Information）が作成しているデータベースである。世界の主要医学系雑誌な

どに掲載された文献を検索することができる。

　PubMed の収録雑誌や文献件数は非常に多いため，適当に検索語（search term）を入力して検索すると膨大な数の論文がヒットしてしまい，収拾がつかなくなる。自分のニーズに合った論文に巡り合うためには，検索語を適切に選択し，さらに絞り込み機能をうまく活用する必要がある。

3. シソーラスと MeSH

　シソーラスとは，さまざまな用語を同義語や類義語によって統一し，上位語・下位語を整理した統制語辞書である。シソーラスでは用語が大分類から小分類へと体系的に整理されているため，同義語・類義語などを効率的に調べられる。

　MeSH（Medical Subject Headings）とは，PubMed で使われているシソーラスである。医学用語の変化に対応するために定期的に更新されている。

　PubMed を作成している米国国立医学図書館には 100 人以上の Indexer と呼ばれる専門職がいて，彼らが実際に論文を読んで，1 論文当たり 10〜15 個の MeSH 用語（MeSH Term）を付与している。

　MeSH Database を検索して，MeSH 階層構造の例を見てみよう。ここでは，"stroke" という MeSH 用語を検索してみよう。

　PubMed のトップ画面の下の方に，以下のような一覧がある。

Learn

About PubMed
FAQs & User Guide
Finding Full Text

Find

Advanced Search
Clinical Queries
Single Citation Matcher

Download

E-utilities API
FTP
Batch Citation Matcher

Explore

MeSH Database
Journals

一番右の"Explore"から"MeSH Database"をクリックしてみよう。MeSH の検索ウィンドウが表示される。

strokeと入力して, Search をクリックする。Search resultsの一番上に"Stroke"と表示されているので, それをクリックする。"Stroke"という MeSH Term の詳細ページが表示される。

PubMed search builder options という見出しの下に, Subheading の一覧が示される。

PubMed search builder options
Subheadings:

☐ analysis
☐ anatomy and histology
☐ blood
☐ cerebrospinal fluid
☐ chemically induced
☐ classification
☐ complications
☐ congenital
☐ diagnosis
☐ diagnostic imaging
☐ diet therapy
☐ drug therapy
☐ economics
☐ embryology

☐ enzymology
☐ epidemiology
☐ ethnology
☐ etiology
☐ genetics
☐ history
☐ immunology
☐ metabolism
☐ microbiology
☐ mortality
☐ nursing
☐ organization and administration
☐ parasitology

☐ pathology
☐ physiology
☐ physiopathology
☐ prevention and control
☐ psychology
☐ radiotherapy
☐ rehabilitation
☐ statistics and numerical data
☐ surgery
☐ therapy
☐ urine
☐ veterinary
☐ virology

☑ Restrict to MeSH Major Topic.
☐ Do not include MeSH terms found below this term in the MeSH hierarchy.

ここでは, "Restrict to MeSH Major Topic"のチェックボックスにチェックを入れてみよう。これにより, "Stroke"が Major Topic である論文に絞り込みができる。

　画面右上にある PubMed Search Builder の Add to search builder をクリックすると，"Stroke"［Majr］という検索式が表示される。続いて Search PubMed をクリックすると，検索が実行される。

PubMed Search Builder ▲

"Stroke"[Majr]

Add to search builder ｜ AND ∨

Search PubMed

　ちなみに検索範囲を限定しない検索式の "Stroke"［All Fields］だと 345,372 件であるが，"Stroke"［Majr］だと 100,939 件であり，3分の1以下に絞られる。

　MeSH Database の画面に戻り，さらに下にスクロールすると，最下段に以下のような MeSH Terms の階層構造が表示されている。クリックすると，それぞれの MeSH Term の詳細ページが表示される。

All MeSH Categories
　　Diseases Category
　　　　Nervous System Diseases
　　　　　　Central Nervous System Diseases
　　　　　　　　Brain Diseases
　　　　　　　　　　Cerebrovascular Disorders
　　　　　　　　　　　Stroke
　　　　　　　　　　　　　Brain Infarction
　　　　　　　　　　　　　　　Brain Stem Infarctions +
　　　　　　　　　　　　　　　Cerebral Infarction +
　　　　　　　　　　　　　Hemorrhagic Stroke
　　　　　　　　　　　　　Ischemic Stroke
　　　　　　　　　　　　　　　Embolic Stroke
　　　　　　　　　　　　　　　Thrombotic Stroke +

4. PubMed Advanced Search Builder

PubMed のトップ画面を開く。

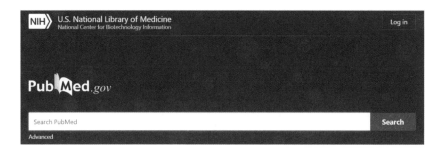

　このまま検索ウィンドウ（search window）に検索語（search term）を入力して Search をクリックしてもよい。しかしここでは，Advanced Search の方法を説明しよう。

　検索ウィンドウの直下にある "Advanced" をクリックすると，PubMed Advanced Search Builder という画面になる。

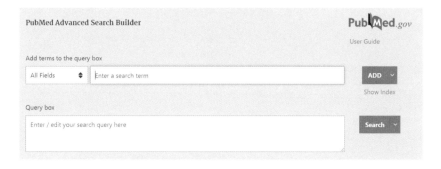

　PubMed.gov のロゴの下にある User Guide に詳細が書かれているものの，膨大な内容であるため，ポイントを以下に解説しよう。

　Add terms to the query box の下にあるプルダウンメニューは，デフォルトが All Fields になっている。検索ウィンドウに検索語を入力して，ADD をクリックすると，Query box に反映される。Search

をクリックするとそのまま検索結果の画面に移行する。検索しないで履歴を残したい場合，$\boxed{\text{Search}}$ の右にある下向き矢印をクリックし，$\boxed{\text{Add to History}}$ に切り替えてクリックする。

1）論理演算

2つ以上の検索語を組み合わせたい場合，論理演算子（AND，NOT，OR）を用いた検索が可能である。$\boxed{\text{ADD}}$ の右にある下向き矢印をクリックし，Add with AND，Add with OR，Add with NOT を選択してクリックする。

なお，検索ウィンドウに複数の検索語をスペースで区切って入力すれば，自動的に AND 検索になる。また，複数の単語を ""（ダブルクォーテーション）で囲むとフレーズ検索ができ，単語が指定した順序で出現するレコードを検索できる。

*（アスタリスク）を検索語の後ろにつけると前方一致検索ができる。例えば，therap*と入力することにより，therapy，therapies，therapeutic，therapist などすべての語尾変化に対応する検索ができる。

2）検索タグ

All Fields の上下矢印をクリックしてプルダウンメニューを開くと，All Fields 以外にも Title/Abstract や MeSH Terms などのタグを選択できる。表 2-1 に，検索項目を限定する主要なタグの一覧を示す。

All Fields の検索対象になっている範囲は，主に Title/Abstract と MeSH Terms である。フルテキスト内の全文を検索しているわけではない。

表 2-1　検索項目を限定する主要なタグの一覧

All Fields［ALL］
Title［TI］：タイトル
Title/Abstract［TIAB］：タイトルとアブストラクト
Affiliation［AD］：著者の所属
Author［AU］：著者名
Language［LA］：言語
Publication Type［PT］：出版タイプ
Journal［TA］：雑誌名
MeSH Terms［MH］：MeSH 用語
MeSH Subheading［SH］：MeSH サブヘディング

なお PubMed では，Automatic Term Mapping（自動マッピング機能）が働き，入力した検索語を自動的に MeSH Terms に変換して検索してくれる。例えば，All Fields で gastric cancer と入力して検索すると，"stomach neoplasms"［MeSH Terms］を含む以下のような検索を自動的に行ってくれる。

"stomach neoplasms"［MeSH Terms］OR（"stomach"［All Fields］AND "neoplasms"［All Fields］）OR "stomach neoplasms"［All Fields］OR（"gastric"［All Fields］AND "cancer"［All Fields］）OR "gastric cancer"［All Fields］

3 PubMed 検索の実践

1.〈実例1〉体幹部外傷の治療

　体幹部外傷による出血性ショックに対して，大動脈内バルーン遮断術（resuscitative endovascular balloon occlusion of the aorta, REBOA）という手技が用いられることがある。開胸術（thoracotomy）による大動脈遮断よりも低侵襲といわれる。そこで，体幹部外傷に対する大動脈内バルーン遮断術と開胸術の予後を比較した論文を検索することとする。

1）PubMed Advanced Search Builder による検索

　「体幹部外傷」は "torso trauma"，"torso injury"，"torso hemorrhage" などさまざまな言い方があるので，"torso" で検索することにした。

　"Resuscitative endovascular balloon occlusion of the aorta"，"torso"，"thoracotomy" をそれぞれ All Fields で検索した結果が以下である。

Search	Actions	Details	Query	Results	Time
#3	...	>	Search: **thoracotomy** Sort by: **Most Recent**	26,588	18:41:13
#2	...	>	Search: **torso** Sort by: **Most Recent**	194,292	18:40:44
#1	...	>	Search: **"Resuscitative endovascular balloon occlusion of the aorta"** Sort by: **Most Recent**	336	18:39:53

History and Search Details の画面にある Details の列にある右向き矢印をクリックしてみよう。

#1〉 "Resuscitative endovascular balloon occlusion of the aorta" [All Fields]

#2〉 "torso" [MeSH Terms] OR "torso" [All Fields] OR "torsos" [All Fields] OR "torso s" [All Fields]

#3〉 "thoracotomy" [MeSH Terms] OR "thoracotomy" [All Fields] OR "thoracotomies" [All Fields]

"torso" と "thoracotomy" には MeSH Terms もあるため，Automatic Term Mapping によって自動的に検索されている。"thoracotomy"，"thoracotomies" などの表記ゆれも考慮して自動的に検索されていることがわかる。

次に，Actions を利用して，#1 から #3 までを AND でつないでみよう。

#1 の右隣にある "…" をクリックし，Add query を選択すると，上の Query box に "Resuscitative endovascular balloon occlusion of the aorta" と表記される。次に #2 の右隣にある "…" をクリックし，Add with AND をクリックする。同様に，#3 の右隣にある "…" をクリックし，Add with AND をクリックする。Query box には以下のように表記される。

(("Resuscitative endovascular balloon occlusion of the aorta") AND (torso)) AND (thoracotomy)

Add to History をクリックすると以下のように表示され，26 件の論文がヒットしたことがわかる。

Search	Actions	Details	Query	Results	Time
#4	...	＞	Search: (("Resuscitative endovascular balloon occlusion of the aorta") AND (torso)) AND (thoracotomy) Sort by: **Most Recent**	26	19:01:09
#3	...	＞	Search: thoracotomy Sort by: **Most Recent**	26,588	18:41:13
#2	...	＞	Search: torso Sort by: **Most Recent**	194,292	18:40:44
#1	...	＞	Search: "Resuscitative endovascular balloon occlusion of the aorta" Sort by: **Most Recent**	336	18:39:53

History and Search Details　⬇ Download　🗑 Delete

Showing 1 to 4 of 4 entries

Ⅱ

文献検索のスキルアップ

2）論文リストのチェック

　Results の列にある「26」という数字をクリックすると，検索され
た論文の一覧画面に移動し，論文の Title，Authors，Journal などの
書誌情報が表示される。各 Title をクリックすると Abstract などの詳
細が別画面で表示される。

　26 件程度ならば，すべての Title をクリックして，Title/Abstract
をしらみつぶしに当たるハンドサーチ（hand searching）を行っても
よいだろう。

　ちなみに Randomized Controlled Trial はなし，Review が 13 件で
あった。

2.〈実例 2〉胃癌の手術

　胃癌（gastric cancer）に対する腹腔鏡下胃切除（laparoscopic gas-
trectomy）と開腹胃切除（open gastrectomy）の長期の生存率（sur-
vival）を比較したい。

1）PubMed Advanced Search Builder による検索

　〈実例 1〉と同様の手順で検索した結果は以下のとおりである。

Search	Actions	Details	Query	Results	Time
#6	⋯	›	Search: (((gastric cancer) AND (laparoscopic gastrectomy)) AND (open gastrectomy)) AND (survival) Sort by: **Most Recent**	542	05:14:07
#5	⋯	›	Search: **survival** Sort by: **Most Recent**	2,108,320	05:13:51
#4	⋯	›	Search: **open gastrectomy** Sort by: **Most Recent**	1,938	05:13:36
#3	⋯	›	Search: **laparoscopic gastrectomy** Sort by: **Most Recent**	7,743	05:13:20
#2	⋯	›	Search: **gastric cancer** Sort by: **Most Recent**	139,193	05:12:50

Showing 1 to 5 of 5 entries

今度は542件とかなり多い。

#5の"survival"［All Fields］のDetailsを確認してみよう。

"mortality"［MeSH Subheading］OR "mortality"［All Fields］OR "survival"［All Fields］OR "survival"［MeSH Terms］OR "survivability"［All Fields］OR "survivable"［All Fields］OR "survivals"［All Fields］OR "survive"［All Fields］OR "survived"［All Fields］OR "survives"［All Fields］OR "surviving"［All Fields］

Survivalに関連する他の単語まで拡張して自動的に検索されている。これでは目的外の論文も多数拾われてしまいそうである。

MeSH Termsに"survival", MeSH Subheadingに"mortality"という統制語があるようである。そこでこの2つをOR検索してみよう。

---

mortality［MeSH Subheading］OR survival［MeSH Terms］

Survival［All Fields］では2,108,320件であったところ，上記で検索すると579,745件に絞られた。そこで検索式を以下のように書き直す。

(((gastric cancer) AND (laparoscopic gastrectomy)) AND (open gastrectomy)) AND (mortality [MeSH Subheading] OR survival [MeSH Terms])

上記で検索すると，542件が192件に絞られた。

このように，MeSH Terms や MeSH Subheading による検索は特異度を上げ，ノイズを減らすことに役立つ。もちろんその分，感度は犠牲にしていることになるため，網羅的な検索には向いていない。

2）PubMed のフィルター機能による絞り込み

192件に絞られたとはいえ，それでもしらみつぶしに当たるのは時間がかかりすぎる。そこで，検索された論文の一覧画面の左側にある PubMed のフィルター機能を活用しよう。

（1）RESULTS BY YEAR による絞り込み

画面左上に RESULTS BY YEAR という棒グラフがある。○をドラッグすることにより，開始年と最終年を自由に変更できる。1993〜2020 を 2010〜2020 に変更すると，192件が162件に絞られた。

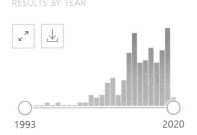

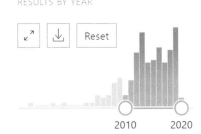

（2）ARTICLE TYPE による絞り込み

162件の Title, Abstract をすべてチェックし, ハンドサーチするこ
ともできなくはない。とはいえ, もう少し絞り込めないだろうか？
そこで, 以下の ARTICLE TYPE による絞り込みを行おう。

ARTICLE TYPE

☐ Books and Documents

☐ Clinical Trial

☐ Meta-Analysis

☐ Randomized Controlled Trial

☐ Review

☐ Systematic Review

Randomized Controlled Trial にチェックを入れると, 10件ヒット
した。これらはすべて要チェックである。JAMA, Journal of Clinical
Oncology, Annals of Surgery, British Journal of Surgery など名だ
たる journal に RCT の論文が掲載されている。

Review にチェックを入れると, 28件ヒットした。これらは Title/
Abstract のチェックによるハンドサーチによってさらに絞り込もう。
28件のうち, Cochrane Database of Systematic Review が1件あり,
タイトルは "Laparoscopic versus open gastrectomy for gastric can-
cer" である。これは要チェックである。しかし出版年が2016年であ
り, 以降の論文は含まれないことに留意する。

3）Journal による絞り込み

問題は, Randomized Controlled Trial と Review 以外の論文をどの
ように絞り込むかである。外科の論文であるため RCT は少なく, 多

くは観察研究である。

こういう場合に，journal による絞り込みが有効である。外科の専門誌のうち主要 10 誌ぐらいを自分で選び，journal の検索式を作成する。

PubMed Advanced Search Builder の画面に戻り，Add terms to the query box のプルダウンメニューから Journal を選び，検索語に journal の名称を入力する。

例えば，British Journal of Surgery と入力していくと，変換候補の中に "The British journal of surgery" と表示されるため，それを選択する。注意しなければならないのは，"British Journal of Surgery" のまま検索してもヒットせず，"The" をつけなければならない点である。"Brit J Surg" という略語を入力してもやはりヒットしない。

10 誌のタイトルを一つずつ入力し，すべて OR でつなげた検索式が以下のようになる。

((((((((("Annals of surgery" [Journal]) OR ("The British journal of surgery" [Journal])) OR ("Journal of the American College of Surgeons" [Journal])) OR ("JAMA surgery" [Journal])) OR ("Annals of surgical oncology" [Journal])) OR ("Surgery" [Journal])) OR ("Surgical oncology" [Journal])) OR ("Surgical endoscopy" [Journal])) OR ("Journal of gastrointestinal surgery：official journal of the Society for Surgery of the Alimentary Tract" [Journal])) OR ("World journal of surgery" [Journal])

さて，上記の 162 件にこの journal 検索式で AND 検索をかけた結果，51 件に絞られた。目安として，検索結果が 50 件程度以下になれ

Ⅱ

文献検索のスキルアップ

ば，Title，Abstract のチェックによるハンドサーチをしてもよいだろう。

　Journal 検索式の作成はやや面倒であるものの，一度作成してしまえば，次回以降使い回せる。自分の専門領域の主要 journal や自分の読みたい journal をすべて含む，オリジナルの journal 検索式を作っておくとよいだろう。

　この方法は，専門領域の主要 journal にのみフォーカスし，評価の

Column

Core clinical journals

　PubMed は 2020 年 5 月に旧版（Legacy PubMed）から新版（New PubMed）に完全移行した。旧版のフィルター機能の"Journal categories"のなかに，"Core clinical journals"という選択肢が設けられていたが，新版ではそれがなくなってしまった。しかし，Core clinical journals による絞り込み自体ができなくなったわけではない。"jsubsetAIM [text]"という Query を書いて，AND 検索をかければ，core clinical journals による絞り込みが可能である。

　ちなみに core clinical journals とは，NLM（米国国立医学図書館）が選ぶ主要医学雑誌118誌が含まれる（https://www.nlm.nih.gov/bsd/aim.html）。NEJM, Lancet, JAMA, BMJ といった主要な総合誌や，各専門分野の leading journal が含まれている。

　ただし，米国誌が大部分を占めている点に注意が必要である。例えば循環器内科系では，Circulation, Journal of the American College of Cardiology（JACC），American Heart Journal（AHJ），American Journal of Cardiology（AJC）などの米国誌が含まれる。しかし，impact factor の上ではこれら 4 誌を上回る European Heart Journal が含まれていない。米国誌である The Journal of Urology は含まれるが，同誌を impact factor の上では上回る European Urology は含まれていない。

低い journal は無視するというやり方である。忙しい臨床家が質の高い論文に効率的にアクセスするための方法の一つである。もちろん検索の感度は下がるため，システマティック・レビューにおける網羅的検索には向いていない。

3. 検索結果の保存

検索された論文の一覧画面では，各論文のタイトルにチェックボックスがある。読みたい論文をチェックし，それらの情報を保存しよう。

検索ウィンドウのすぐ下に，Save Email Send to というボタンがある。

Save をクリックすると，Save citations to file と書かれた画面が現れる。

このまま Create file というボタンをクリックすると，選択した論文のみの書誌情報が text 形式でファイルに保存される。Format を CSV に指定すると，Excel ファイルで保存される。

PubMed の My NCBI の Collections に検索結果を保存することも可能である。（NCBI のアカウントを作成する必要がある。）

EndNote や RefWorks などの文献管理ソフトで管理するのもよいだろう。

4. 類似論文と被引用論文

これまで解説した，特異度を重視した検索によって，キー論文を見つけてくることができる。逆にキー論文から芋づる式に，類似論文を検索することも可能である。

検索された論文の一覧画面からキー論文のタイトルをクリックし，Abstract の下の方に画面をスクロールすると，Similar articles（類似論文）のリストが掲載されている。さらにその下に Cited by という

項目があり，被引用論文（キー論文を引用している論文）のリストが掲載されている。

　Similar articles と Cited by を用いることにより，検索目的に近い論文のハンドサーチを行うことができる。

5. 読者コメントの参照

　出版された論文に対して読者から編集者へコメントが送られることがある。そのコメントに対する著者の返事とあわせて公開される。Abstract の下に "Comment in" という欄が表示される。ときに読者と著者の丁々発止の議論を認めることもあり，参考になる。

Column

Google Scholar の使い方

　Google Scholar は検索の感度が高い。オープンアクセスの論文は，Title/Abstract だけでなく，本文も検索対象に含められている。感度が高い分，特異度は犠牲にされてしまう。しかし，関連の高い順にソートされて表示されるので，上から順番に当たっていけば，わりと効率的に目的に沿う論文と遭遇できる。

　PubMed でうまくヒットしない場合の補完的な検索ツールとして有用かもしれない。しかし検索のアルゴリズムが不明であり，再現性が十分に担保されないため，システマティック・レビューで用いることはできない。

　Google Scholar は，被引用論文検索もお手の物である。論文のタイトルを検索し，「引用元」というリンクをクリックすれば，被引用論文が一覧表示される。PubMed の "Cited by" 検索よりもヒット件数が多い。PubMed に掲載されていない journal などからも網羅的に拾われている。

4　PubMed Clinical Queries

　クリニカル・クエスチョンに答えるための文献検索の場合，"Clini-
cal Queries" という検索機能を使うとより効率的に検索ができる。

Learn

About PubMed

FAQs & User Guide

Finding Full Text

Find

Advanced Search

Clinical Queries

Single Citation Matcher

Download

E-utilities API

FTP

Batch Citation Matcher

Explore

MeSH Database

Journals

文献検索のスキルアップ

　Find の一覧にある Clinical Queries をクリックしてみよう^註。

　"Results of searches on this page are limited to specific clinical
research areas. For comprehensive searches, use PubMed directly."
とわざわざ注意書きがしてある。

PubMed Clinical Queries

Results of searches on this page are limited to specific clinical research areas. For comprehensive searches, use <u>PubMed</u> directly.

Please enter search term(s)	Search

Clinical Study Categories

This column displays citations filtered to a specific clinical study category and scope. These search filters were developed by <u>Haynes RB et al.</u> See more <u>filter information</u>.

Systematic Reviews

This column displays citations for systematic reviews. See <u>filter information</u> or additional <u>related sources</u>.

Medical Genetics

This column displays citations pertaining to topics in medical genetics. See more <u>filter information</u>.

　〈実例 1〉で行った検索を，Clinical Queries でやってみよう。検索
ウィンドウに Resuscitative endovascular balloon occlusion of the
aorta と入力して，Search をクリックしてみよう。

註：本書刊行時点では Systematic Reviews，Medical Genetics の代わりに
「COVID-19 Articles」を検索できる仕様になっている。

　Clinical Study Categories の下にある Category のプルダウンメ
ニューには，Etiology，Diagnosis，Therapy，Prognosis，Clinical
Prediction Guides がある。デフォルトは Therapy である。ここでは
予後を知りたいので，Prognosis を選択する。この選択の仕方が，
Clinical Queries の特徴といえよう。

　検索範囲を指定する Scope は Broad（広い）と Narrow（狭い）が
選べる。デフォルトのまま，Broad を選択する。

　Clinical Study Categories は 61 件，Systematic Reviews は 10 件ヒッ
トした。

　次に検索語を追加して，"Resuscitative endovascular balloon occlu-
sion of the aorta" thoracotomy で検索すると，Clinical Study Catego-
ries は 11 件，Systematic Reviews は 1 件ヒットした。

　ヒットした 11 件を見ると，REBOA と thoracotomy の予後に関連
した論文であり，確かにどれもかなり検索目的にかなっている。

　クリニカル・クエスチョンに答えるための文献を短時間でヒットさ
せたいときに，Clinical Queries は便利といえそうである。

Ⅲ

医学英語論文の
読み方
スキルアップ

1 論文精読の勧め

1. 斜め読み厳禁

　論文の読み方に関する先行の書籍はいくつかある。なかには，以下のような「斜め読み」の方法を勧める本もある。

　　——Introduction は最後のパラグラフだけ読む。Methods は全部飛ばす。Table と Figure を眺めたら，Discussion の最初のパラグラフと Conclusion を読めばおしまい。

　このような斜め読みによって，論文を読んだ「つもり」にはなれるだろう。しかし，こういう読み方をしていると，100 年経っても，本当の意味で論文を読む力を養うことはできない。

　論文は，精読（perusal）が基本である。なぜならば，論文は頭から順に読み進めて隅々まで読むことで，全体を理解できる構成になっているからである。読み飛ばしてよい無駄な記載などない。

　斜め読みによって，表層的な知識をどれだけ多く詰めこんでも，知恵を身に付けることはできない。IMRAD（Introduction, Methods, Results and Discussion）の順番に論理展開を追いながら精読することが，知識だけでなく，臨床能力・研究能力をつける近道である。

2. 精読する時間がないとお嘆きの方へ

　時間がなくて「手っ取り早く内容を知りたい」「論文の結論だけ知りたい」のならば，Abstract だけ読めばよい。フルテキストの斜め読みと，Abstract だけ読むことは，五十歩百歩である。得られる知識や知恵の乏しさにおいて大差はない。わざわざフルテキストをダウンロードしておきながら，斜め読みしているようでは，それこそ時間の

無駄である。

　できれば精読したいのだが，その時間がないとお嘆きの方へ。「時間がないから読み飛ばす」という悪癖から抜け出し，「時間がないから全部を速く読む」という発想に転換してほしい。

　本章では，まず論文の「速読即解トレーニング」について紹介する。次に「論文の構成」についての理解を深めてもらったうえで，論文の各パーツにおける「予測読み」の極意について紹介する。

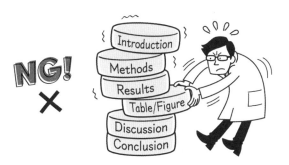

論文は斜め読みせず，頭から順番に読むこと！

1. スラッシュ・リーディング

　スラッシュ・リーディング（slash reading）とは，一語ずつ読むのではなく，意味の固まり（チャンク，chunk）ごとに区切り（スラッシュ，slash）を入れながら，英語の語順のまま読む方法をいう。

　スラッシュを入れる位置は，①ピリオド（.）・カンマ（,）・セミコロン（;）・コロン（:）の後，②前置詞・接続詞・関係詞の前，③準動詞（不定詞・動名詞）の前，④長い主語の後，などである。

〈例文〉

（Menees DS, et al. Door-to-balloon time and mortality among patients undergoing primary PCI. N Engl J Med 2013; 369: 901-909.）

"Our data suggest that further efforts to reduce door-to-balloon time may not reduce mortality. We therefore conclude that additional factors will probably need to be targeted to accomplish this goal. Door-to-balloon time is one component of total ischemic time; as door-to-balloon time is reduced, it becomes a smaller fraction of total ischemic time, making the time before arrival at a hospital a more important factor. Therefore, efforts with potential to improve outcomes may include increasing patients' awareness of symptoms, reducing the interval from the time of symptom onset to treatment, and shortening the transfer time between medical facilities. In addition, improving both in-hospital care and postdischarge care remain key targets for enhancing long-term outcomes after ST-segment elevation myocardial infarction."

　この文章にスラッシュを入れながら読んでみよう。

"Our data suggest / that further efforts to reduce door-to-balloon time / may not reduce mortality. / We therefore conclude / that additional factors will probably need to be targeted / to accomplish this goal. / Door-to-balloon time is one component of total ischemic time; / as door-to-balloon time is reduced, / it becomes a smaller fraction of total ischemic time, / making the time before arrival at a hospital a more important factor. / Therefore, / efforts with potential to improve outcomes / may include increasing patients' awareness of symptoms, / reducing the interval from the time of symptom onset to treatment, / and shortening the transfer time between medical facilities. / In addition, / improving both in-hospital care and postdischarge care / remain key targets / for enhancing long-term outcomes / after ST-segment elevation myocardial infarction."

　初めは論文を紙に印刷し，ペンでスラッシュを入れながら読んでみよう。大事なことは，スラッシュで区切られたチャンクごとに意味を把握しながら読み進めることである。

　慣れてくれば，わざわざ紙に印刷しなくても，パソコンやタブレット端末上の論文ファイルをスクロールしながら，頭のなかでスラッシュを入れながら読み進めることができるようになる。

2. 速読即解のコツ

　上記のスラッシュ・リーディングを行いながら，論文を速読即解するために，以下を実践してみよう。

・「返し読み」をしないで，文頭から順に理解する。

・頭のなかで日本語に翻訳せず，英語のままで理解する。

Ⅲ

医学英語論文の読み方スキルアップ

・漫然と読むのではなく，鍵となる情報を探しながら読む。

　棒読みになって意味の理解がおろそかにならないように注意しながら，できるだけ速く読む訓練をする。

　論文を読み慣れていない方は，1分当たりの単語数（words per minute, WPM）を 100 WPM ぐらいに設定しよう。3,000 words の原著論文ならば30分で読むスピードである。トレーニングを積めば200 WPM ぐらいまでスピードを上げられ，3,000 words ならば15分で読めるようになる。

　ちなみに，一定以上の学識のあるネイティブ・スピーカーが新聞などの標準的な英文を読む際のスピードは 300 WPM ぐらいである。新聞よりも論文の方が読む時間はかかるので，ネイティブ・スピーカーでない我々が目指す論文読解のスピードの限界は 200 WPM 程度に設定した方がよいだろう。

　読むスピードを上げると論文の内容の理解度が落ちるのではないか，という懸念は無用である。読むスピードを上げようとすると，余計なことを考えているゆとりがなくなる。自ずと論文を読む集中力は向上し，理解度もむしろ上がるはずである。

3. 音読

1）音読の勧め

　文章を声に出して読むことを音読という。英文音読の方法やその効果については，言語学者の間でも見解が分かれる。音読の効果は，読み手の英語力のレベルによっても異なる。

　中高生など英語力が未熟なレベルには，音読は大いに推奨される。しかし本書の読者は，少なくとも高校卒業レベルの英文法や語彙の知識は備えているはずである。そのレベルにある方々にとって，音読の

効果がどの程度あるか，言語学的なエビデンスは十分ではない。

　にもかかわらず，筆者は医学英語論文の音読を勧めたい。その理由は以下の２点である。

①音読によって集中力をより高められる

　論文を読む時間が限られる臨床家にとって，短時間で集中的に読むことは重要である。

②英語の口頭発表に役立つ

　医学英語には，黙読して意味を理解できても，音読するとうまく発音できない単語が少なくない。音読によってそのような単語を発見できる。

　Dictionary by Merriam-Webster（https://www.merriam-webster.com/）を引けば，実際の発音の音声を聞くことができる。そのようなトレーニングの蓄積が，国際学会での口頭発表の際の英語プレゼンテーションに威力を発揮する。

　以下に，具体的な音読の方法を紹介しよう。

２）Adobe Acrobat Reader の「読み上げ機能」

　Adobe Acrobat Reader の「読み上げ機能」を使うと，PDF ファイルの英語をパソコンの音声が読み上げてくれる。

　Adobe Acrobat Reader でファイルを開き，「編集」⇒「環境設定」をクリックし，「分類（G）」の一覧から「読み上げ」をクリックする。「読み上げオプション」の「デフォルトの音声の使用（U）」のチェックを外し，「音声（C）」のプルダウンメニューから English を選択する。「1 分当たりの単語数」はデフォルトでは 150 になっているが，自由に変更できる。

　OK をクリックし，次に「表示」⇒「読み上げ」⇒「読み上げを起動」を選択する。読みたいページに移動し，「表示」⇒「読み上げ」

⇒「このページのみを読み上げる」を選択する。あるいは，読みたい箇所をクリックするとそこから読み上げが始まる。

3）シャドーイング

シャドーイング（shadowing）とは，音声を聞いて，そのすぐ後にぴったり影のように付いていきながら，音声をまねて発音するという英語学習法である。

Adobe Acrobat Reader の「読み上げ機能」を用いて論文のテキストの音声を聞きながら黙読するのもよいが，さらにシャドーイングを取り入れよう。

目・耳・口を一緒に働かせて，リスニングとシャドーイングを同時

Column

Google 翻訳の実力

Google Chrome の拡張機能を用いて，Google 翻訳を Chrome に追加することができる。
(https://chrome.google.com/webstore/detail/google-translate/aapbdbdomjkkjkaonfhkkikfgjllcleb/related?hl=ja)

英文のページ全体を日本語に自動翻訳してくれる。その実力たるや，いかなるものか？

試しに，2020 年 3 月 18 日の The New England Journal of Medicine（NEJM）のホームページ（https://www.nejm.org/）の画面の一部を Google 翻訳で自動翻訳してみた（ちなみに文中の ED は emergency department である）。

〈オリジナル〉
PERSPECTIVE
Am I Part of the Cure or Am I Part of the Disease?
C. Rose

に行うことを，オーバーラッピング（overlapping）という。この方法により，集中力を高度に高めることができる。オーバーラッピングは，リーディングだけでなくリスニングやスピーキングにも効果があるといわれる。

　しかし，論文をオーバーラッピングにより読む際には，以下の点に注意が必要である。まず，発音やイントネーションにばかり注意がいってしまい，内容の理解がおろそかになってしまうことは避けなければならない。また，漫然と読むのではなく，鍵となる情報を探しながら読むことを意識しなければならない（次項「3. 予測読みの極意」を参照）。

Ⅲ

医学英語論文の読み方スキルアップ

A front-line physician wonders how he can protect a vulnerable member of his household from the pathogens he's exposed to in the ED—especially in a rapidly spreading pandemic of a novel virus and amid so many uncertainties.

〈Google 翻訳後〉
遠近
キュアのアム丨一部または疾患のアム丨パート？
C. ローズ
最前線の医師は，ED にさらされている病原体から家族の脆弱な構成員を保護する方法を疑問に思っています。特に，多くの不確実性の中で，急速に広がる新型ウイルスのパンデミックで。

　この翻訳結果を見てげんなりしてしまったのは，筆者だけではあるまい。自動翻訳機を使って英語論文を日本語に翻訳して読もうなどとは，考えることすらやめておいた方がよい。

4. わからない単語の意味を類推する

　医学英語論文を読む際，途中でわからない単語があっても，いちいち辞書を引かず，単語の意味を類推しよう。1本の論文を読み切った後に，辞書を引いて確認すればよい。

1）文脈から類推する

　わからない単語の意味を文脈から類推することは，大学受験における長文読解でも推奨される基本的スキルである。

　British Medical Journal（BMJ）を読んでいると，"Futile CPR is tantamount to assault." という物々しいタイトルのLetterに遭遇した（BMJ 2016; 352: i602）。"tantamount" という単語は難しい。しかしその意味の類推は難しくない。

　「Futile CPR（無駄な心肺蘇生）はassault（暴行）とtantamountである」——おそらく "tantamount" は "similar" か "same" あたりと同義であろう，と類推できる。

　ちなみにDictionary by Merriam-Websterを引いてみると，"tantamount" は "equivalent in value, significance, or effect" という意味である。上述の類推はだいたい当たっている。

2）単語の形態素から類推する

　医学用語は，接頭辞（prefix），語根（root），接尾辞（suffix），連結母音といった形態素（morpheme）に分解できることが多い。例えば，arrhythmia（不整脈）は，a が「不」を表す接頭辞，rhythm は「脈」，ia は病的状態を表す接尾辞である。arteriosclerosis（動脈硬化症）は，arteri（動脈），o（連結母音），scler（硬化），osis（症）という形態素に分解できる。形態素，特に接頭辞と接尾辞の知識があれば，それによって医学用語の意味を類推できる。

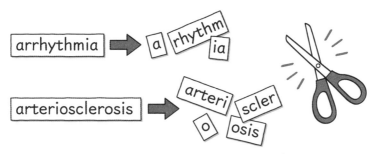

医学用語は形態素に分解できることが多い

医学用語における接頭辞と接尾辞はそれほど多くない。表 3-1, 3-2 に代表的な接頭辞，接尾辞とそれらの意味および単語の例を示す。

5. 英英辞典を使う

英和辞典を使って学習効果があるのは，せいぜい大学卒業までである。英和辞典は大学を卒業したらもう使わなくてもよいだろう。

英英辞典は，意味のわからない難しい英単語を，より平易な英語で説明してくれる。英英辞典を引く習慣を身に付けることは，英語を英語のままで読み考えるトレーニングにもなる。

つまり英英辞典を引く意義は，難しい英単語の意味を知ることだけではなく，平易な英語を使って説明するスキルを磨くことでもある。難しい英単語を英和辞典で引いてしまっては，そのスキルを磨くことはできない。

一般の英英辞典については，特にお勧めのものはない。Longman であれ Oxford であれ，自分が気に入ったものを使えばよい。医学用語辞典については，Stedman's Medical Dictionary などの定番の辞典のほかに，Merriam-Webster's Medical Dictionary（https://www.merriam-webster.com/medical）もお勧めである。

Ⅲ

医学英語論文の読み方スキルアップ

47

表 3-1　代表的な接頭辞

接頭辞	意味	単語の例
a-	無，不	anemia, apnea, arrhythmia, asymptomatic
anti-	抗	antibody, antibiotics
bi-	2	bilateral
brady-	徐	bradycardia
co-	共，補	covariance, coenzyme
contra-	反	contraindication, contraceptive
dys-	障害，異常	dysfunction, dyskinesia, dysphagia
endo-	内	endocarditis, endogenous
epi-	上	epigastralgia, epididymis
hemi-	半	hemiplegia, hemisphere
hemo-	血	hemorrhage, hemophilia
hyper-	上，高，過剰	hypertension, hyperthyroidism
hypo-	下，低，過少	hypotension, hypochondrium
inter-	間，相互，交互	intercellular, interaction
intra-	内	intracellular
juxta-	傍	juxtaglomerular
mal-	悪	malnutrition
para-	副，傍，異常	parasympathetic, paraaortic, paranoid
peri-	周囲	perinatal
pre-	前	preoperative
pro-	前方	proactive, prospective
retro-	後方	retrospective
semi-	半	semicoma
sub-	下	subarachnoid
supra-	上，超	supraclavicular
tachy-	頻	tachypnea
tetra-	4	tetralogy of Fallot
trans-	通る，伝わる	transmission
tri-	3	tricuspid valve
uni-	1	unilateral

表 3-2 代表的な接尾辞

接尾辞	意味	単語の例
-algia	〜痛	gastralgia, fibromyalgia
-centesis	〜穿刺	pericardiocentesis
-cide	〜殺，殺〜	suicide, pesticide
-ectomy	〜切除	hepatectomy
-emia	〜血症	hypercalcemia
-ergic	〜性の，〜作用の	allergic, cholinergic
-genesis	〜産生，〜新生	glycogenesis, angiogenesis
-genic	〜原性	pathogenic, cariogenic
-gram	〜図	electrocardiogram
-ia/-iasis/-osis	〜症	insomnia, urolithiasis, spondylosis
-itis	〜炎	appendicitis
-logy	〜学	anesthesiology
-lysis	溶解，分解	hemolysis
-megaly	〜肥大	splenomegaly
-oid	〜様	adenoid, anaphylactoid
-oma	〜腫	adenoma
-pathy	〜症	cardiomyopathy
-penia	〜欠乏，減少	pancytopenia
-pexy	〜固定術	orchiopexy
-plasia	〜形成	achondroplasia
-plasty	〜形成術	vertebroplasty
-pnea	〜呼吸	orthopnea
-ptosis	下垂	blepharoptosis
-rrhea	漏出，流出	diarrhea, menorrhea
-stasis	鬱滞，制御	cholestasis, hemostasis
-stomy	〜瘻造設，〜吻合	nephrostomy, choledochojejunostomy
-tomy	〜切開	sphincterotomy
-uria	〜尿	hematuria

Ⅲ

医学英語論文の読み方スキルアップ

1. 論文の予測読み

1）予測読みとは

　英文を読むために，一文一文をたどりながらひたすら英語⇒日本語に変換するのは，あまりに退屈な作業である。英単語を記号として解読することに終始していては，英文読解は無味乾燥でつらく厳しい作業になる。

　論文を読むには，「予測読み」が推奨される。「予測読み」とは，先行する文脈を頼りに後続する文脈にあらかじめ見当をつけ，それを活用して文章を理解していく方法である。その先はこのような展開であろうと予測することにより，文脈の候補が絞られ，論理の流れに乗って読み進められるようになり，文章理解の効率が上がる。

　論文は，Introduction, Methods, Results, Discussion の順に読み進めていく過程で，徐々に内容が明らかになっていくという性質の文章である。論文における論理構成は，Conclusion に向かって一直線につながっている。だからこそ論文は，他の種類の文章と比べても，予測読みをしやすい。

　予測を心がけて読む習慣を身に付ければ，1本の論文を読むスピードが速くなる。実をいうと「予測読み」は，論文を普段から読みこなしている研究者にとっては，既に無意識に身に付けている技術である。

2）著者と読者の対話

　論文読解は，著者との擬似対話である。文章の背後には，姿は見えないものの著者がいるはずである。対話を仕掛けてくるのは著者の方である。問いを投げかけるのも，最終的に答えを提示するのも著者で

ある。

しかし論文のなかには，著者の問いに対するヒントが文脈のなかに多く埋め込まれている。論文には，著者と読者が対話できるような仕掛けが満載である。最終的な答えを見る前に，答えを予測することができる。著者が出した最終的な答えに対して反論することもある。著者との対話こそが論文読解の醍醐味である。

3）予測読みのレベル

予測読みには，文章単位の予測と，パラグラフ単位の予測がある。

文章単位の予測では，1文目を読んで2文目を予測する。2文目のテキスト処理に際しては，頭のなかで，予測された文と実際の文を照合する。予測しないで読む場合よりも，処理時間は短くなる。

パラグラフ単位の予測では，パラグラフを読んで，次のパラグラフを予測する。予測されたパラグラフと実際のパラグラフを照合することにより，同様に読む時間は短くなる。

論文の Introduction，Methods，Results，Discussion という定型的な各パーツは，さらにいくつかのパラグラフで構成される。1つのパラグラフには1つのトピックが含まれることが原則である。そのた

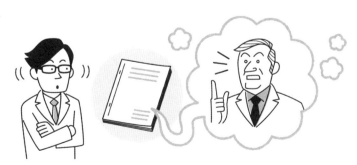

論文読解は，論文の著者との対話である

め，論文読解にあたっては，パラグラフ単位で理解することが重要である。

　通常，各パラグラフに1文（ないし2文）の key sentence が挿入されている。Key sentence はパラグラフの冒頭に置かれることが多いものの，パラグラフの途中や末尾に置かれることもある。Key sentence 以外の文章は，key sentence の補足説明である。そのため論文の予測読みでは，パラグラフ内の key sentence をいち早く探し当て，それを頼りにパラグラフ全体を理解するようにすればよい。

4）予測するポイント

　「予測読み」といっても，すべてを予測するわけではない。論文読解においては，Title/Abstract を読んで概略を把握したうえで，本文中では主に以下のポイントで予測読みを試みよう。

① Introduction を読み進めながら，最終パラグラフに書かれている「研究目的」を予測する。

②Methods における研究デザイン，セッティング，対象患者，介入または曝露，変数の定義，アウトカム指標を読んで，統計解析手法を予測する。

③Table と Figure を見て，Results の本文を予測する。

④Introduction から Results までを読んで，Discussion の第1パラグラフと limitation を予測する。

⑤Discussion を読んで Conclusion を予測する。

　次項以降では，以下の課題論文を例に，予測読みを実際に体感していただきたい。

Nakajima M, et al. Effect of high-dose vitamin C therapy on severe burn patients: a nationwide cohort study. Crit Care 2019; 23: 407.

　Open access journal であり，論文は以下の URL から無料でフルテ

この処置は全くのルーチン・ワークです

　次のパラグラフを読んでみよう。読者は，このパラグラフが何のことについて説明しているのか，全く理解できないに違いない。

　　この処置は全くのルーチン・ワークです。簡単な手順を覚えれば，誰でも実施可能です。まず，対象をいくつかのグループに分けます。ただし，ひとまとめでもよいこともあります。重要なことは，一度に多くの対象を扱わないことです。この処置はほとんどの場合，機械を用いますが，手作業で行うことも可能です。処置の最終ステップで対象をさらに細かいグループに分けます。最終的に対象は適当な場所に誘導されます。

　たいていの読者は，「この処置」が何なのか理解できないまま読み終えてしまうだろう。何が書かれているのかわからないモヤモヤ感が残るパラグラフである。

　そこで，パラグラフの冒頭に「この処置」を説明する key sentence を置いてみよう。Key sentence 以外の文章は全く同じである。Key sentence があることで「予測読み」が可能になり，劇的にパラグラフの理解が改善するに違いない。

　　「洗濯」という処置について説明します。この処置は，全くのルーチン・ワークです。簡単な手順を覚えれば，誰でも実施可能です。まず，対象をいくつかのグループに分けます。ただし，ひとまとめでもよいこともあります。重要なことは，一度に多くの対象を扱わないことです。この処置はほとんどの場合，機械を用いますが，手作業で行うことも可能です。処置の最終ステップで対象をさらに細かいグループに分けます。最終的に対象は適当な場所に誘導されます。

医学英語論文の読み方スキルアップ

キストをダウンロードできる。

https://ccforum.biomedcentral.com/articles/10.1186/s13054-019-2693-1

2. Introduction の予測読み

1）Introduction の構成

　一般に，臨床論文における Introduction は，3～4パラグラフで構成されることが多い。単語数も 400～500 ワードが一般的である。

　一般的な Introduction には以下の内容が含まれる。

（1）研究の背景

問題の所在とその性質・範囲が示される。

（2）論文の方向性を示すための文献情報

　先行研究でどこまで明らかになっているか（What is already known?），まだ明らかになっていないことは何か（What remains unknown?）が示される。

（3）研究目的

　研究目的や証明すべき仮説が提示される。これらは，Discussion で論じられる内容の伏線となる。

　課題論文の Introduction にも，第1パラグラフに「研究の背景」，第2パラグラフに「論文の方向性を示すための文献情報」，第3パラグラフに「研究目的」が書かれている。

　それではこれから，第1・第2パラグラフを読み進めて，第3パラグラフの「研究目的」を予測してみよう。

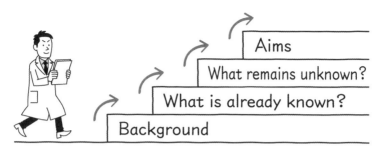

構成に沿って Introduction を読み進める

2）研究の背景

第 1 パラグラフの key sentence は，第 1 文の "Severe burns require appropriate fluid management in the acute phase [1]." である。「重症熱傷は急性期に適切な輸液管理を要する」というステートメントをしっかり頭に入れて，第 1 パラグラフの残りの文章を読んでみよう。

> A massive volume of intravenous fluid is usually required to ensure adequate end-organ perfusion. However, increased capillary permeability allows escape of intravascular fluid and proteins into the interstitial space. Reactive oxygen species contribute to increased endothelial permeability [2].

これらはすべて第 1 文の key sentence の補足説明である。"capillary permeability"（毛細血管透過性），reactive oxygen species（活性酸素）というキーワードが出てきたので，しっかり頭に入れておこう。「毛細血管透過性が亢進して血管内液や蛋白質が間質に漏出する」——熱傷の病態に関する常識的な事柄の説明である。これは次のセンテンスに導くためのアンカーの役割を果たしている——「活性酸素は血管

内膜の透過性の亢進に寄与する」。

3）論文の方向性を示すための文献情報

> Vitamin C, or ascorbic acid, is an inexpensive and readily available antioxidant commonly deployed in the clinical settings [1].

　第2パラグラフの最初の単語に"Vitamin C"をもってきて，「さてこれからビタミンCについて説明します」と宣言している。この簡潔な説明の1文に引き続き，ビタミンCがcapillary permeabilityに与える影響に関する先行文献の解説が始まる。

> Experimental studies showed that vitamin C can decrease oxidative stress in endothelial cells and tighten endothelial barriers [2, 3].
> Several preclinical studies and two clinical studies demonstrated that high-dose vitamin C can reduce fluid infusion and subsequent edema [4-8].

　基礎研究，臨床研究の文献を，それぞれ1文でまとめている。ビタミンCが血管内液の漏出を抑える可能性を示唆する内容である。
　次の文章の冒頭が"However,"という逆説の接続詞で始まる。これに続く文章を予測してみよう。直前の2文がビタミンCの効果を支持する内容であった。すると，Howeverの後は，それを支持しない文献が提示される，あるいは上記の先行論文の限界が指摘されるはずである。このような予測のもと，続きを読み進めよう。

> However, the two clinical studies had relatively small numbers

of patients（$n = 37$ and $n = 33$）and their measured outcome was only fluid saving in the first 24 h［7, 8］.

2つの先行研究の症例数が少ないこと，アウトカムは24時間以内の輸液量減少だけであったこと，という限界が述べられている。

ここでさらに，その先の文章をある程度予測できる。先行研究の限界を指摘しているということは，本研究はその限界を超える何かを提示するはずだ。次の文章に注目する。

To our knowledge, no studies have demonstrated an association between high-dose vitamin C and reduced mortality.

我々の知る限り，高用量ビタミンCと死亡率減少との関連を認めた研究はこれまでない。

この研究は，「24時間以内の輸液量減少」ではなく「死亡率減少」をアウトカムとしている。急性疾患の集中治療の最悪の結果は死亡であり，集中治療医は患者の死亡を回避するために全力を傾ける。重症熱傷患者に対する「24時間以内の輸液量減少」は手段であって目的ではない。つまり「24時間以内の輸液量減少」は surrogate outcome（代替アウトカム）にすぎないのであって，臨床家が本当に知りたいのは「死亡率減少」という true outcome（真のアウトカム）である。

高用量ビタミンCに関する補足説明が以下である。

Furthermore, a question that remains unanswered in this context is the optimum dosage of "high-dose" vitamin C therapy in

---

用語集　代替アウトカム，真のアウトカム（→P.140）

| burn patients as there is no universally adopted definition [9].

高用量ビタミンCといってもその適量についてコンセンサスは得られていない，と付記されている。

4）研究の目的を予測する

いよいよ第3パラグラフで研究目的が提示される。第1パラグラフ，第2パラグラフを読み終えた時点で，研究目的はおおよそ予測可能である。

この研究は，重症熱傷に対する高用量ビタミンCの効果を検証することが目的であることは間違いない。先行研究の症例数が少ないことを指摘しているので，より多くの症例数を集めることも目的に掲げられるかもしれない。高用量ビタミンCの明確な定義が存在しないことに言及しているので，その用量の設定についても目的に掲げられるかもしれない。

頭のなかで予測した研究目的と，実際に書かれている研究目的を照合（collate）し，自分の予測が正しいかどうかを確認（confirm）してみよう。

| The present study aimed to evaluate the effect of high-dose vitamin C in patients with severe burns under two different thresholds of "high-dose" vitamin C, using a nationwide inpatient database in Japan.

3. Methods の予測読み

1）Methods の構成

一般的な臨床研究の Methods には以下の内容が含まれる。

（1）研究デザイン

①介入研究（interventional study）📖か観察研究（observation study）📖か

②介入研究ならばランダム化（randomization）📖がなされているかどうか

③観察研究ならば前向き（prospective）か後向き（retrospective）か，コホート研究（cohort study）📖か症例対照研究（case control study）📖か横断研究（cross sectional study）📖か，など。

（2）セッティング

セッティング（setting）とは，研究の実施場所および基準となる日付（患者の登録，曝露，追跡，およびデータ収集の期間）を指す。

コホート研究ならば，対象の追跡期間，コホート集団の概要，要因への曝露状況が提示される。症例対照研究であれば，症例と対照およびそれらの源集団（source population）について記載される。横断研究であれば，その集団の概要や研究を行った時点が示される。

（3）対象患者

対象患者の組み入れ基準（inclusion criteria）📖と除外基準（exclusion criteria）📖が示される。

（4）介入または曝露群と対照群

介入研究の場合はどのような介入（intervention）がなされたか，観察研究ではどのような因子への曝露（exposure）があったか，さら

📖用語集　介入研究，観察研究，ランダム化比較試験（→P.134）
　　　　　コホート研究，症例対照研究，横断研究（→P.137〜138）
　　　　　組み入れ基準，除外基準（→P.135，適格基準）

医学英語論文の読み方スキルアップ

III

に対照群（control）の定義が記載される。介入研究においては，治療の割り当ての方法，サンプルサイズ設計に関する事項も記載される。

（5）変数の定義

介入・曝露に関する変数だけでなく，その他の予後因子や，潜在的な交絡因子📖など，解析に投入されたすべての独立変数が列挙される。

（6）アウトカム指標

一次アウトカム（primary outcome）📖，二次（副次）アウトカム（secondary outcome）📖が示される。

（7）統計解析

統計解析の手法が記載される。

それではこれから，課題論文のMethodsにおける研究デザイン，セッティング，対象患者，介入または曝露群と対照群，変数の定義，アウトカム指標を読んで，統計解析手法を予測してみよう。

課題論文のMethodsのsubheading（小見出し）は，Data source, Patient selection, Outcomes, Statistical analysisの順である。Data source, Patient selection, Outcomesまで読めば，最後のStatistical analysisをある程度予測できる。

📖用語集　交絡因子（→P.139，交絡）
　　　　　一次アウトカム，二次（副次）アウトカム（→P.139）

2）研究デザイン，セッティング

Data source の項に，研究デザインとセッティングが示されている。"A nationwide cohort study" であり，"approximately 90% of all tertiary-care emergency hospitals in Japan" を含むデータベースを用いた研究である。

3）対象患者，曝露群と対照群

Patient selection の項に，対象患者が示されている。

> Patients aged ≥15 years with burn index ≥15 were included.
> 組み入れ基準は，15 歳以上かつ熱傷指数が 15 以上である。
> patients who were discharged within 1 day after admission（to avoid immortal time bias）were excluded.
> 除外基準は 1 日以内に退院した患者である（無イベント時間バイアス📖を避けるため）。

熱傷指数が 15 以上で 1 日以内に自宅退院はありえず，他院への転院か，死亡退院である。

曝露群は "patients who received high-dose vitamin C within 1 day after admission"（入院 1 日以内に高用量ビタミン C 投与を受けた患者），対照群は "those who did not receive high-dose vitamin C"（高用量ビタミン C 投与を受けなかった患者）である。ビタミン C の用量の閾値は，2 日以内に 10 g，2 日以内に 24 g の 2 種類に設定されている。

📖用語集　無イベント時間バイアス（→P.146）

4）変数の定義，アウトカム指標

Data source の項に，データベースに含まれるデータ項目が記載されている。

> admission/discharge dates, age, sex, body weight at admission, level of consciousness and comorbidities on admission, complications during hospitalization, medical procedures, daily records for drugs, blood products/devices used, and discharge status（一部省略）
>
> 入退院日，年齢，性別，入院時体重，入院時意識レベル，入院時併存症，入院中の合併症，処置，医薬品・輸血製剤・医療機器の日次の使用履歴，退院時転帰

Outcomes の項に，アウトカム指標が以下のように設定されている。

> The primary outcome was all-cause in-hospital mortality. The secondary outcomes included total fluid volume within 1, 3, and 7 days of admission.
>
> 一次アウトカムは全死因在院死亡，副次アウトカムは 1 日・3 日・7 日以内の輸液量である。

5）統計解析を予測する

上記の研究デザイン，セッティング，対象患者，曝露群と対照群，変数の定義，アウトカム指標を読んで，どのような統計解析が行われたかを予測してみよう。

本研究の PECO を以下にまとめる。

P（Patients）	15 歳以上かつ熱傷指数が 15 以上の入院患者
E（Exposure）	入院 1 日以内の高用量ビタミン C 投与
C（Controls）	高用量ビタミン C 投与なし
O（Outcomes）	全死因在院死亡，1 日・3 日・7 日以内の輸液量

　曝露群と対照群の 2 群間のアウトカム比較である。アウトカムのうち，「全死因在院死亡」は 1 または 0 の二項変数である。輸液量は連続変数である。背景要因を調整しない群間比較を行う場合，二項変数ではカイ二乗検定または Fisher の正確確率検定を行う。連続変数であって正規分布に従う場合は t 検定，正規分布に従わない場合は Wilcoxon 順位和検定がふさわしいだろう。

　しかし，本研究のような観察研究では，曝露群と対照群の患者の背景要因は大きく異なる。そのため背景要因を調整した分析は必須である。たいていの場合，多変量回帰分析📖が実施されるだろう。

　本研究において，「全死因在院死亡」についてはロジスティック回帰分析📖が適用されよう。1 日・3 日・7 日以内の輸液量は連続変数であるため，重回帰分析📖が適用されよう。

　しかしここで注意しなければならないのは，多変量回帰分析に投入すべき独立変数の数が多い点である。独立変数が多いほどモデルの誤設定（misspecification）📖を起こしやすくなる。アウトカム発生数に対して独立変数が多いとモデルの過剰適合（overfitting）📖が起こり，推計結果は不正確になりやすい。こういった場合，近年は傾向スコア分析（propensity score analysis）📖を行うことが多くなっている。本研究においても，傾向スコア分析が適用されるのではないかと予測できる。

　以上を頭に入れて，実際の "Statistical analysis" の記載を確認し

📖用語集　多変量回帰分析，ロジスティック回帰分析，重回帰分析（→P.141〜142），モデルの誤設定，モデルの過剰適合（→P.145），傾向スコア分析（→P.144）

てみよう。

To account for differences in baseline characteristics between patients with and without high-dose vitamin C, we performed a propensity score analysis. A logistic regression model was performed to calculate propensity scores for patients receiving high-dose vitamin C, using the following patient background characteristics and interventions performed within 1 day of admission:（以下略）.

高用量ビタミンC投与群と非投与群間のベースラインの特性の相違を考慮するために，傾向スコア分析を実施した。患者が高用量ビタミンC投与を受ける確率を予測する傾向スコアを算出するためにロジスティック回帰モデルを適用し，以下に示す患者の背景要因および入院1日以内に実施された治療内容をモデルに投入した。

A one-to-four propensity score matching was next performed by nearest-neighbor matching with replacement. The width of the caliper was set at 20% of the standard deviation of the propensity scores on the logit scale. Balances in baseline variables using standardized differences were also examined. Absolute values of <10% were considered balanced.

最近傍マッチングと復元抽出により，1：4傾向スコア・マッチングを行った。キャリパーの幅は，ロジット変換された傾向スコアの標準偏差の20％に設定された。ベースライン変数のバランシングは標準化差を用いて調べられた。標準化差の絶対値が<10％の場合はバランスされていると考えられた。

> For in-hospital mortality, risk ratios for the high-dose vitamin C group compared with the control group were calculated in the propensity-matched group.
>
> 在院死亡については，傾向スコアでマッチされたグループにおいて，対照群と比較した高用量ビタミンC投与群のリスク比が計算された。

> Total fluid volumes within 1, 3, and 7 days of admission were compared between the groups using Wilcoxon's rank-sum test in the matched cohort.
>
> 1日・3日・7日以内の輸液量は，傾向スコアでマッチされたグループにおいて，Wilcoxon順位和検定を用いて群間で比較された。

アンダーラインを引いた疫学・統計用語は，初めて見る人にはとっつきにくいかもしれない。巻末資料の「傾向スコア分析」の項（P.144）のほかにも，疫学・統計や臨床研究のテキストを参照してほしい。『できる！ 臨床研究 最短攻略50の鉄則』（金原出版），『できる！ 傾向スコア分析 SPSS・Stata・Rを用いた必勝マニュアル』（金原出版）にも解説が掲載されている。

6）習うより慣れよ

Methodsにおける統計解析の予測読みは，論文の予測読みのなかで最も難しい部分である。

統計学の知識がなければ，統計解析の予測読みなどできないのではないか，と読者の方は感じられるかもしれない。その通りである。統計学の知識が浅いうちは，統計解析の予測読みはかなり難しいし，少々予測したとしても外れていることの方が多いかもしれない。

それでもなお筆者は，統計解析の予測読みを強く推奨する。なぜな

医学英語論文の読み方スキルアップ

らば，それ自体が最強の統計学勉強法になるからである。

　統計学アレルギーをもっている臨床家は少なくない印象である。ど
うせ理解できないと初めから諦めて，論文の Statistical analysis は読
み飛ばしてしまう。さらに悪いことに，統計学嫌いが原因で論文離れ
に至っているケースもあるかもしれない。

　統計学をマスターするために，いつか気合を入れて，一定時間を割
いて統計学の成書を読み込もう，などと考えていながら，なかなか実
践できていない。そういう勉強も大事である。しかし，それだけでは
なかなか統計学の生きた知識を身に付けられない。

　統計学の勉強は，論文の Statistical analysis を読むことから出発す
る方がよい。統計学を苦手に感じている人こそ，そうする方がよい。
いきなり統計学の成書を読むよりも，自身の興味関心が高いテーマを
扱っている論文に書かれている Statistical analysis を読む方が，圧倒
的に取り組みやすいからである。大事なことは，論文を読む際に，面
倒がらずに Statistical analysis を読むことである。

　Statistical analysis に書かれている統計用語を理解するために，統
計学の成書を辞書的に利用することをお勧めする。その際，一回だけ
読んでもなかなか理解できないものである。それでも何ら支障はない。

　臨床研究論文の Statistical analysis によく使われる統計学用語の数
は，実はそれほど多くない。定番の統計学用語は，頻繁に見かけるは
ずである。

　自身が読んだ論文の Statistical analysis のなかから，知らない統計
学用語をピックアップし，統計学の成書を参照して意味を確認し，統
計学用語リストを自分なりに作成してみよう。見かける回数が多い統
計学用語ほど要注意である。わからない用語も，何度も見かければだ
んだんわかってくる。稀にしか使われないマニアックな用語は，ス
ルーしてもよい。

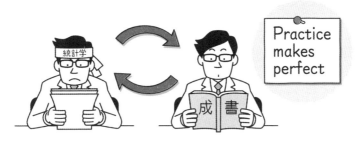

統計解析の予測読みは"習うより慣れよ"。
論文の Statistical analysis を読み，成書を辞書的に利用する。

　どのようなデザイン，セッティング，対象患者，介入・曝露，アウトカムに対して，どのような統計解析手法が用いられているか，そのパターンは専門領域によって微妙に異なっている。臨床家にとっては，自分の専門領域における臨床研究の統計解析手法のパターン認識が，実は一番重要である。このパターン認識は統計学の成書を読むだけでは体得できない。自分の専門領域の論文の Statistical analysis を数多く読むことによって，自然に身に付いてくる。

　まさに，習うより慣れよ。このパターン認識が身に付いてくれば，統計解析の予測読みは驚くほど容易に感じられるようになるだろう。

　なお，実際に自分が臨床研究を計画し，高度な統計学手法を検討する段階になれば，統計学や臨床疫学の専門家にコンサルトすればよい。専門家と対話できる程度の統計学の知識があればよいのであって，自分で統計学を完全に理解し分析できるようになる必要はないのである。

4. Results の予測読み

1）Results の構成

　Results は，本文と Table/Figures で構成される。

一般的な臨床研究の Results の本文には，以下の内容が含まれる。

（1）適格基準に沿った対象者の選択過程

フローチャート（flowchart）を用いて図示されることもある。

（2）分析結果の重要部分に関する記載

重回帰分析（multiple regression analysis）の結果には，各独立変数の回帰係数（regression coefficient）📖 β とその95％信頼区間（confidence interval，CI）📖および P 値（P value）📖を併記する。ロジスティック回帰分析（logistic regression analysis）では回帰係数 β ではなくオッズ比📖（odds ratio，OR）と，その95％信頼区間および P 値を併記する。なお，odds ratio＝e^{β}（e は自然対数）である。Cox 回帰分析（Cox regression analysis）📖ではハザード比（hazard ratio，HR）と，その95％信頼区間および P 値を併記する。これらの3点セットは，特に Table に表記する際は不可欠である。

Table/Figure の一つひとつは self-explanatory（それ単体で明確）となっている。

本文と Table/Figure は，鍵となる結果（key results）のみ重複して記載される。それ以外の結果は，本文ではデータのトレンドのみが文章で記述される。

それではこれから，課題論文の Results における Table と Figure を概観した後，Results の本文に書かれている key results とデータのトレンドに関する記述を予測してみよう。

📖用語集　回帰係数（→P.142），信頼区間，P 値（→P.141）
　　　　　オッズ比（→P.142），Cox 回帰分析（→P.143）

2）Table と Figure を概観する

　課題論文は Figure が3つ，Table が1つの計4つ，それら以外に Additional Figure/Table が2つである。各 Figure，Table のタイトルは以下のとおりである。

Figure 1. Patient selection（10 g minimum threshold of high-dose vitamin C）

Table 1. Baseline patient characteristics before and after propensity score matching（10 g minimum threshold of high-dose vitamin C）

Figure 2. Primary outcomes under varying high-dose vitamin C thresholds after propensity score matching

Figure 3. Secondary outcomes after propensity-score matching under varying high-dose vitamin C thresholds

　Figure 1 は，組み入れ基準・除外基準に沿った患者の選択過程がフローチャートで示されている。

　Table 1 は傾向スコア・マッチング前後の，高用量ビタミンC群と対照群における各独立変数の分布を示している。群間のバランシングは標準化差（standardized difference）で示されている。

　Figure 2 は傾向スコア・マッチング後の集団について，一次アウトカム（在院死亡）の患者数と割合を群別に表記し，リスク比（risk ratio）とその信頼区間を図示している。

　Figure 3 は傾向スコア・マッチング後の集団について，二次アウトカム（1日・3日・7日以内の輸液量）の中央値，四分位範囲，最大・最小値を箱ひげ図で示し，高用量ビタミンC群と対照群間での Wilcoxon 順位和検定のP値も併記している。

📖用語集　リスク比（→P.143）

医学英語論文の読み方スキルアップ

III

3）Results の本文を予測する

　本論文の Figure 1 に示されている数値のほとんどは，Results の本文に再掲されないだろう，と予測できる。Figure 1 の重要な部分は，1：4傾向スコア・マッチングを行う前と後の両群の症例数だけである。

　本論文の Table 1 において，マッチング前では多くの独立変数の標準化差が 10％を超えている一方で，マッチング後はすべての独立変数の標準化差が 10％未満となっている。つまり，Table 1 を一言で要約すれば，「マッチングによって両群の背景要因がうまくバランシングされた」ということである。

　Figure 2 は，本論文における最も重要な結果を提示するものである。特に重要な所見は，高用量ビタミン C を 10 g 以上と定義した場合，群間で死亡率に有意差を認めた点である。一方，高用量ビタミン C を 24 g 以上と定義した場合，群間で死亡率の 95％信頼区間は1をまたぎ，有意差は認められなくなる（図 3-1）。

　Figure 2 の内容のうち，本文にも重複して再掲すべき数値は，リスク比と 95％信頼区間だけであろう。10 g 以上では群間に在院死亡率の有意差を認め，24 g 以上では有意差を認めていない点について，Results の本文でも必ず説明されるはず，と予測できる。

　Figure 3 は二次アウトカムの結果であり，Figure 2 と比べて相対的に重要でない。Figure 3 に示されている数値を本文中に再掲する必要はほとんどなく，データのトレンドのみが記述されると予測できる。すなわち，高用量ビタミン C を 10 g 以上と定義した場合，群間でいずれのアウトカムにも有意差を認めた一方，24 g 以上と定義した場合には群間で有意差が認められなくなったことが記述されるであろう。

4）実際の Results 本文

　実際の Results 本文を読んで，予測が正しかったかどうか確認して

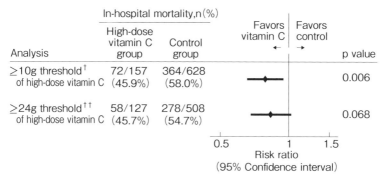

Analysis	In-hospital mortality, n(%)		Favors vitamin C ←	Favors control →	p value
	High-dose vitamin C group	Control group			
≥10g threshold [†] of high-dose vitamin C	72/157 (45.9%)	364/628 (58.0%)			0.006
≥24g threshold [††] of high-dose vitamin C	58/127 (45.7%)	278/508 (54.7%)			0.068

Primary outcomes under varying high-dose vitamin C thresholds after propensity score matching, [†]10-g minimum threshold within 2 days of admission, [††]24-g minimum threshold within 2 days of admission

図 3-1 一次アウトカムの結果

（課題論文 Figure2 より引用）

みよう。

Figure 1 の重要部分は，Results の本文に以下の 2 文でまとめられている。

> The patients were divided into the high-dose vitamin C group (*n* = 157) and control group (*n* = 2556). After 1 : 4 propensity score matching, we compared 157 and 628 patients who were administered high-dose vitamin C and controls, respectively.

Table 1 の key sentence は以下のとおりである。

> The patient characteristics were well-balanced between the two groups after propensity score matching.

Figure 2 に該当する本文は以下のとおりである。

医学英語論文の読み方スキルアップ

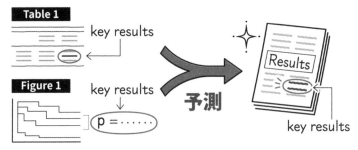

Table と Figure から Results 本文を予測する

In-hospital mortality was significantly reduced when applying the 10-g threshold (risk ratio, 0.79; 95% confidence interval, 0.66–0.95). In contrast, in-hospital mortality did not differ significantly between the two groups when applying the 24-g threshold.

Figure 3 に該当する本文は以下のとおりである。

The high-dose vitamin C group showed a significantly higher total fluid volume within 1, 3, and 7 days compared with the control group under the 10 g minimum threshold of vitamin C. Under the 24 g minimum threshold, total fluid volume within 1, 3, and 7 days were similar between the two groups.

5. Discussion の予測読み

1）Discussion の構成

　臨床論文における一般的な Discussion の構成は以下のとおりである。

（1）Brief summary

Discussion 冒頭に，結果のまとめが簡潔に示される。Results で示された具体的な数値はここで繰り返されず，全体的なトレンドが記述される。

（2）Comparison with previous studies

先行研究との一貫性（consistency），先行研究と比べた本研究の新規性（novelty）や強み（strength）が示される。

（3）Possible explanations and implications

Results の合理的な説明と解釈，Results の臨床的含意（clinical implications）についての考察が記述される。得られた結果は，生物学的に説明可能（biologically plausible）か，臨床的に説明可能（clinically plausible）かについて言及され，その解釈の根拠となる先行文献も引用される。未解決でさらに研究が必要な課題は何か，についても言及されることもある。

（4）Limitations

Key results に大なり小なり影響を与えうる limitation が記載される。特に，偶然誤差やバイアス（選択バイアス，情報バイアス，交絡）の大きさと方向性について記載される。

結果の一般化可能性（generalizability）（＝外的妥当性，external validity）は，常に研究の限界となりうる。

用語集 誤差，選択バイアス，情報バイアス，交絡（→P.138〜139）
外的妥当性（→P.140）

（5）Conclusion

Conclusion は，limitation を考慮して慎重かつ控えめに書かれるのが常である。

2）Discussion 読解の面白さ

小説の場合，意外性がエンターテインメント性につながる。また小説では著者の解釈は明示されず，読者に解釈を委ねられる。読者の解釈はさまざまであってよい。読者によっては，解釈しきれずモヤモヤが残ってしまうこともある。

論文にエンターテインメント性は求められない。主観的な感情表現もいらない。解釈できないモヤモヤを読者に与えてはならない。研究結果に対する著者の解釈に，意外性はあまりない。

論文の文章に求められるのは，論理的整合性である。実験や観察で得られるデータを分析し，得られた結果と先行文献の知見を合わせて，論理的整合性をもって解釈が加えられる。客観的な事実のみをもとにしているから，その解釈にさほど大きなバリエーションは生じないはずである。

それでも，結果の解釈に関して，著者と読者の間で多少の差異が生まれることがある。読者の予測を少し超えている解釈をする著者もある。それを読み味わうことが，Discussion 読解の醍醐味の一つといえる。

それでは，課題論文について，Discussion の予測読みを始めよう。

Introduction から Results までは読み終えたので，Discussion の冒頭に書かれる brief summary を予測しよう。次に，研究の強みが何であるか，key results をどう解釈しているかを予測してみよう。さらにlimitaion に何が書かれているか予測し，最後に論文全体の Conclusion

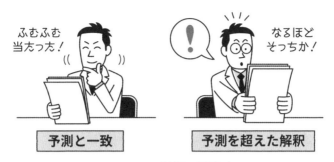

Discussion 読解の醍醐味

を予測しよう。

3) Brief summary を予測する

　課題論文の key results は，高用量ビタミン C を 10 g 以上と定義した場合，高用量ビタミン C と死亡率の減少には有意な関連があったものの，24 g 以上と定義した場合，高用量ビタミン C と死亡率の減少には有意な関連が認められなかった，というものである。

　実際の brief summary を読んで確認しよう。

> In the present study, high-dose vitamin C therapy was significantly associated with reduced in-hospital mortality in patients administered a 10-g minimum threshold of high-dose vitamin C compared with those who were not administered high-dose vitamin C. On the contrary, under the 24-g threshold of high-dose vitamin C, in-hospital mortality did not differ between the groups.

4) 研究の強み (strength) を予測する

　課題論文の Discussion の第 2 パラグラフでは，先行研究の短いレ

ビューの後に，パラグラフの末尾に本研究の強み（strength）が書かれている。

> Although several preclinical studies demonstrated the potential benefit of high-dose vitamin C [2, 4-6], only two clinical studies have examined the utility of high-dose vitamin C as an adjunct in burn resuscitation. Both studies were limited by small sample sizes and residual confounding biases. A randomized controlled trial in 2000 showed that the vitamin C group required less fluid during the first 24-h period and shorter duration of mechanical ventilation compared with the non-vitamin C group [7]. However, they did not find a significant difference in mortality. The weaknesses of the study were the small sample size $(n=37)$ and high risk of type-2 errors.（中略）The present study is the first to…

さて，この "The present study is the first to…" の後を予測してみよう。アンダーラインを引いた "Both studies were limited by small sample sizes and residual confounding biases." がヒントとなる。

先行研究はサンプルサイズが少なく，交絡バイアスも残っている。本研究はこうした先行研究の限界をある程度克服している。比較的大きなサンプルサイズであり，さらに傾向スコア・マッチングを用いて多くの交絡因子を調整している点が強みといえそうである。

実際の記載は以下のとおりである。

> The present study is the first to reveal significant differences in mortality after carefully adjusting for numerous confounding

factors using propensity score matching varying vitamin C threshold.

5）Key results の解釈を予測する

　上述のように，10 g 以上と 24 g 以上では統計学的有意差に関していえば異なる結果が導かれた。これをどのように解釈すべきだろうか？

　統計学的有意差を重視して「10 g 以上は推奨されるが，24 g 以上は推奨されない」とすべきであろうか？

　Figure 2 を見る限り，そのような解釈は導かれないだろう。なぜならば，24 g 以上では有意差がないといっても，リスク比の点推定値は 0.83 であり，信頼区間の上限は 1.02 である（Abstract に記載）。ぎりぎり 1 をまたいでいるものの，24 g 以上の群のサンプルサイズが少なく，統計学的検出力が不足していた可能性が考えられる。

　実際，10 g 以上と 24 g 以上でリスク比の点推定値に大きな開きはなく，95％信頼区間もかなり重なっている。つまり臨床的に「24 g 以上は推奨されない」とまではいえないだろう。このような解釈の予測が当たっているかどうか，実際の記載を確認してみよう。

Although the 10-g threshold of high-dose vitamin C demonstrated a significant reduction in mortality, the point estimate under the ≥24-g threshold was 0.83 and 95% CI was 0.68–1.02. Ergo the reason in which no statistical significance is achieved is likely dependent on the number of participants included in the study (type-2 error). Therefore, the argument can be made that if more patients were included in the study, statistical significance could perhaps have been achieved.

6）Limitation を予測する

本研究の limitation が何であるか，予測してみよう。

まず本研究は観察研究であり，ランダム化比較試験と比較した場合のデザイン上の限界については必ず言及されるはずである。また，後向き研究であるため，前向き研究と比較して，必要なデータ項目が十分に揃っているとは限らない。今回用いられたデータベースに含まれる項目を見ると，患者のバイタルサインや血液検査結果などのデータはない。そのため患者の重症度の調整が不十分であるかもしれない。

治療の割り付けはランダムではなく，より重症な患者ほど当該治療を割り付けられる可能性が高いかもしれない。傾向スコア分析によってそのような「適応による交絡（confounding by indication）📖」をある程度調整しているとはいえ，未測定交絡（unmeasured confounders）📖の影響は残っているかもしれない。

ここまで予想してから，実際のlimitationの記載を確認してみよう。

> First, the database does not include detailed clinical information such as symptoms, vital signs, urine output, laboratory data, cause and type of burn injury, and severity of inhalation injury. （中略）the SAPS II score was not retrievable from the database. Second, we had no standardized protocol for high-dose vitamin C administration and consequently a larger number of severely ill patients may have inadvertently received vitamin C. Although we adjusted for disease severity using propensity score analysis, this methodology cannot adjust for unmeasured confounders.

📖用語集　適応による交絡，未測定交絡（→P.139，交絡）

ここまでは容易に予測可能であろう。他にも以下のような limita-
tion が記載されている。

> Third, we could not obtain data on the exact time when
> patients were injured.
> Fourth, we were unable to adjust for differences between hospi-
> tals.
> Finally, the database lacked data on long-term outcomes after
> discharge.

なるほど，と首肯できる内容である。

7）Conclusion を予測する

10 g 以上の高用量ビタミン C 投与が死亡率減少に関連していた。24
g 以上に関しては，有意差はないものの死亡率減少が認められる。観
察研究であるため断定的な結論は控え，将来の研究に付言することも
予測される。
実際の Conclusion はやや長めである。

> High-dose vitamin C therapy was associated with reduced
> in-hospital mortality in patients with severe burns under a mini-
> mum threshold of 10 g within the first 2 days of admission.
> While "high-dose" vitamin C therapy lacked a universal dosage
> definition, the present study endeavored to determine whether
> varying thresholds of "high-dose" vitamin C therapy can confer
> different degrees of survival advantages to severe burn
> patients. Although the results presented in this observational

study offer unique insight into the controversy surrounding vitamin C administration in burn victims, it is imperative that additional prospective studies be conducted to provide further clarification on this debate.

6. Abstract 再現トレーニング

　本書の姉妹書である『必ずアクセプトされる医学英語論文　完全攻略50の鉄則』にも掲載されている「Abstract再現トレーニング」を，ここでも再掲しよう。

　論文のAbstractを隠して，タイトルと本文だけを読む。投稿規定にある単語数制限に従って，Abstractを再現する。自分が書いたAbstractと，実際の論文のAbstractとを比較する。

　初学者にとっては，かなり困難な作業である。本文を精読し，全体をきちんと理解できていないと，実際の論文に書いてあるAbstract（つまり正解）と内容を一致させることはかなり難しい。しかしそれ故にこの方法は，初学者にとって非常に効果的な勉強法となりうる。個人差はあるが，平均すると約10編ぐらいこの独習法をこなした時点で，英語論文を読む力と書く力が同時に向上していることを実感するはずである。

NEJM, Lancet の面白さ

The New England Journal of Medicine（NEJM），Lancet は臨床医学総合誌の双璧である。専門誌とは異なる，総合誌ならではの特徴がある。まず読者層が幅広く，それもあって極めて教育的である。

専属の English editor が多数いて，アクセプトされた論文原稿でもわかりにくい表現があれば徹底的に rewrite してしまう。そのため英語は極めて平易であり，非専門家でもたやすく読める。

原著論文はあまり専門的すぎず，患者数が多く臨床的インパクトが高いテーマが掲載されやすい（例えば，2020 年は COVID-19 の記事がほぼ毎週掲載されていた）。読者からの Correspondence が多く，さながら誌上討論会の様相である。

各領域の第一人者が執筆するセミナー記事は，ハリソンやセシルの内科学書などに将来反映されるであろう，わかりやすく質の高い内容である。

無料の Podcast が充実しており，誌面の内容の要約を音声で聞くこともできる。特に Lancet の Podcast が優れている。英語の聞き取り能力の訓練にも役立つ。

ビデオ教材も充実している。NEJM の "VIDEOS IN CLINICAL MEDICINE" もなかなか面白い。

世界中の臨床家が，ランチを食べながら，あるいはソファーでくつろぎながら NEJM や Lancet の論文やコンテンツを閲覧して，それを参考に明日から自分のプラクティスを変えたくなる。読者諸氏も，それぐらい気軽な感覚で両誌を楽しんでもよいだろう。

医学英語論文の読み方スキルアップ

Ⅳ

実践・臨床研究
論文の読み方

1 論文報告ガイドライン

本章では，ランダム化比較試験（RCT）と観察研究に分けて，それぞれ報告ガイドラインに沿った論文の読み方を解説する。なお，RCTと観察研究のデザインに関する詳細に関しては，前著『できる！ 臨床研究 最短攻略50の鉄則』も参照されたい。また，近年とみに難化している観察研究の応用統計手法の詳細に関しては，前著『超絶解説 医学論文の難解な統計手法が手に取るようにわかる本』を参照されたい。

個々の研究デザインに対して，論文報告のためのガイドラインが作成されている（表4-1）。RCTに対するCONSORT（CONsolidated Standards of Reporting Trials），観察研究に対するSTROBE（STrengthening the Reporting of OBservational studies in Epidemiology），システマティック・レビュー（systematic review）に対するPRISMA（Preferred Reporting Items for Systematic reviews and Meta-Analyses），診断研究に対するSTARD（STAndards for Reporting Diagnostic accuracy studies）などがある。多くのjournalが，論文の著者に対してこれらのガイドラインに沿った報告を求めている。表4-1に示す各ガイドラインは，EQUATOR Network（Enhancing the QUAlity and Transparency Of health Research Network）のホームページからダウンロード可能である。

著者がガイドラインに沿った書き方を遵守することは，著者だけでなく，編集者・査読者，さらには論文の読者にとっても有用である。著者にとっては，論文に盛り込むべき内容が明らかになる。編集者・査読者にとっては，編集・査読の過程における論文の評価が容易になる。そして読者にとっては，ガイドラインに沿った論文の読み方が可

表 4-1　Reporting guidelines for main study types

Randomised trials	CONSORT	Extensions
Observational studies	STROBE	Extensions
Systematic reviews	PRISMA	Extensions
Study protocols	SPIRIT	PRISMA-P
Diagnostic/prognostic studies	STARD	TRIPOD
Case reports	CARE	Extensions
Clinical practice guidelines	AGREE	RIGHT
Qualitative research	SRQR	COREQ
Animal pre-clinical studies	ARRIVE	
Quality improvement studies	SQUIRE	Extensions
Economic evaluations	CHEERS	

（https://www.equator-network.org/ より引用）

能となる。

　RCT 論文における CONSORT の遵守率は高い。CONSORT の内容を知っておけば，RCT の論文を読みこなすことは容易である。

　臨床論文の約 90% は観察研究であり，そのため論文の著者も読者も，STROBE の内容を知っておくことは今後いっそう重要となる。

IV

実践・臨床研究論文の読み方

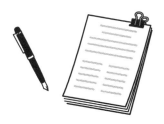

休日・夜間の論文投稿

　British Medical Journal（BMJ）およびその関連 journal への論文投稿や査読提出の日付や時刻を国別に集計した報告が，2019 年の BMJ クリスマス特集号に掲載された。対象は 2012 年から 2019 年までの 49,000 以上の論文投稿と 76,000 以上の査読提出。週末や深夜に投稿する割合が最も高いのは中国の研究者，次いで日本の研究者であった。北欧諸国の研究者は平日や昼間の投稿の割合が最も高かった。中国や日本の「長時間労働の文化（culture of overwork）」は医学研究者にもみられるようである。

（Barnett A, et al. Working 9 to 5, not the way to make an academic living: observational analysis of manuscript and peer review submissions over time. BMJ 2019; 367: l6460.）

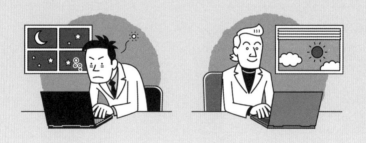

2 RCT 論文の読み方

1. RCT と CONSORT 声明

1）RCT の利点と欠点

　介入とアウトカムの因果関係を推定するには，"他のすべての条件が同じ（ceteris paribus)" に設定したうえで，介入がある集団とない集団のアウトカムを比較することが理想である。ランダム化（randomization）は，介入群と対照群の背景要因の違いをデザインの段階で制御するための最良の方法である。

　RCT は最も内的妥当性（internal validity）📖が高く，ゴールド・スタンダード（gold standard）と呼ばれる。他の研究デザインは，RCT との比較のうえでその妥当性が検証される。

　一方で RCT にはいくつかの欠点もある。表 4-2 は RCT の欠点である「5つの too」を示す。観察研究に比べて，RCT は研究にかかるコストがケタ違いに高い。多くの被験者を集めることは往々にして困難である。そのためアウトカムは真のアウトカムではなく，発生割合が高く追跡期間も短くて済む代替アウトカムが用いられることが多い。

表 4-2　ランダム化比較試験（RCT）：5 つの too

Too few：被験者数が少ない
Too simple：併存症，併用療法がある患者は除外
Too median-aged：高齢者，小児，妊産婦は除外
Too narrow：薬物投与の方法を限定
Too brief：追跡期間が短い

📖用語集　内的妥当性（→P.140）

Ⅳ

実践・臨床研究論文の読み方

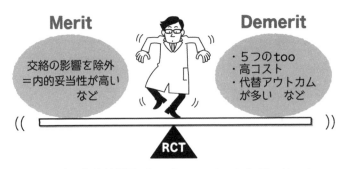

ランダム化比較試験（RCT）のメリットとデメリット

内的妥当性を高めるためにさまざまな除外基準を設定することで，逆に一般化可能性は損なわれる。

2）CONSORT 声明

RCT は，厳格に計画・実施され，その過程が透明性をもって報告される必要がある。方法論上の厳格性を欠く場合，RCT の内的妥当性は損なわれる。そのため，RCT の研究方法と結果について，透明性の高い情報が論文で報告される必要がある。

CONSORT2010 の日本語翻訳版は CONSORT 公式ウェブサイトにおいて無料で公開されている（http://www.consort-statement.org/downloads/translations）。

なお，CONSORT は，群間並行ランダム化試験を対象としている。クラスターランダム化試験や非劣性試験には CONSORT 拡張版が適用される。

次項以降，以下の課題論文を題材に，CONSORT に沿った RCT の読み方を解説する。

用語集　一般化可能性（→P.140，外的妥当性）
　　　　クラスターランダム化試験，非劣性試験（→P.136）

JAMA 2018; 320: 1455-1463.（https://jamanetwork.com/journals/jama/fullarticle/2706139）

JAMA のホームページからフルテキストを無料でダウンロードできる。

2. Title/Abstract

1）Title

CONSORT では，タイトルに RCT であることを記載するように推奨している。

課題論文のタイトルは以下のとおりである。

> Effect of targeted polymyxin B hemoperfusion on 28-day mortality in patients with septic shock and elevated endotoxin level : the EUPHRATES randomized clinical trial.
> 敗血症性ショックとエンドトキシンレベルの上昇を伴う患者の28日死亡率に対するポリミキシンB血液灌流の効果：EUPHRATESランダム化臨床試験

なお，タイトルに RCT かどうかわかるように書くという推奨を遵守しない journal もある。その一つが，天下の The New England Journal of Medicine（NEJM）である。以下は NEJM に掲載されたある RCT 論文のタイトル例である（N Engl J Med 2020; 382: 1608-1618.）。

> Management of coronary disease in patients with advanced kidney disease.

IV

実践・臨床研究論文の読み方

89

2）Abstract

　CONSORT では，Abstract に試験デザイン（trial design），方法（method），結果（result），結論（conclusion）を含むように求めている。Journal によっては，Abstract の Methods に当たる部分を，デザイン（Design），セッティング（Setting），参加者（Participants），介入（Interventions），主要アウトカム指標（Main outcome measures）に区分することがある。

　課題論文の Abstract を参照してみよう。

　試験デザイン："Multicenter, randomized clinical trial"
　セッティング："between September 2010 and June 2016 at 55 tertiary hospitals in North America."
　参加者："450 adult critically ill patients with septic shock and an endotoxin activity assay level of 0.60 or higher"
　介入："Two polymyxin B hemoperfusion treatments（90-120 minutes）plus standard therapy completed within 24 hours of enrollment（$n = 224$ patients）or sham hemoperfusion plus standard therapy（$n = 226$ patients）."
　主要アウトカム指標："The primary outcome was mortality at 28 days among all patients randomized（all participants）and among patients randomized with a multiple organ dysfunction score（MODS）of more than 9."

　Polymyxin B hemoperfusion（PMX-HP）とはエンドトキシン吸着カラムを用いた血液浄化療法であり，敗血症性ショックの患者に適応がある。この PMX-HP の効果を評価した RCT である。

　なお，PMX-HP は血液透析と同様にブラッド・アクセスが必要なた
め，盲検化は難しい。しかしこの試験では，コントロール群にもブ
ラッド・アクセスを行い，血液還流は行わないという sham hemoper-
fusion（偽の血液還流）により，盲検化を行っている。Sham（偽治
療）は，薬剤の治験における placebo（偽薬）に相当するものである。

　Abstract を読んで，PICO を確認しよう。

P (Patients)	敗血症性ショックおよびエンドトキシン活性アッセイ 0.60 以上の成人重症患者
I (Interventions)	2 回の PMX-HP
C (Controls)	sham hemoperfusion（偽の血液還流）
O (Outcomes)	28 日以内死亡

3. Introduction

1）CONSORT に沿った Introduction

　CONSORT では，RCT 論文の Introduction において，「科学的背景
と論拠（rationale）の説明」および「特定の目的または仮説（hypoth-
esis）」を明示するように求めている。

　RCT 論文だからといって，Introduction の読み方に特別変わるとこ
ろはない。第Ⅲ章「3．予測読みの極意」に沿って読めばよい。すな
わち，研究の背景（問題の所在とその性質・範囲）を読み取り，先行
研究でどこまで明らかになっているか（What is already known?），
まだ明らかになっていないことは何か（What remains unknown?）
を読み取ったうえで，研究目的や証明すべき仮説を予測しながら読み
進めよう。

2）Introduction の読解

　課題論文の Introduction を読み進めよう。本論文の Introduction は

3パラグラフ構成である。第1・第2パラグラフを読んで，第3パラグ
ラフを予測しよう。

（1）第1パラグラフ：研究の背景

エンドトキシンは炎症を活性化し，敗血症の症状を惹起する。
Key sentence はパラグラフの末尾に示されている。

> High endotoxin activity is associated with multiple organ failure
> and mortality in sepsis.
> 高いエンドトキシン活性は臓器不全，死亡と関連する

（2）第2パラグラフ：論文の方向性を示すための文献情報

先行の RCT で薬物療法はいずれも効果が明確に示されていない。
また PMX-HP に関する臨床試験は過去にいくつかあるものの，以下
の key sentence（パラグラフの末尾）に示されているような限界が
あった。

> Previous clinical trials targeting endotoxin in patients with sep-
> tic shock aimed to enroll those with a clinical suspicion of a
> gram-negative source of infection, rather than patients with doc-
> umented high levels of endotoxin activity.
> 先行研究はグラム陰性菌感染と臨床的に疑われた患者を対象してお
> り，エンドトキシン活性高値の患者を対象としていたわけではない

（3）第3パラグラフ：研究目的

　上記から，研究目的を予測しよう。エンドトキシン活性高値の患者
を対象としていなかった，という先行研究の限界を克服することが目

的に掲げられるはずである。Key sentence はパラグラフの冒頭に示されている。

> The EUPHRATES trial was designed to enroll only patients with documented elevated levels of endotoxin activity（defined as an endotoxin activity assay ≧0.60）
>
> EUPHRATES 試験は，エンドトキシン活性値が 0.60 以上の患者のみを登録するようにデザインされた

4. Methods

1）CONSORT に沿った Methods

CONSORT 声明には，試験デザイン（trial design），参加者（participants），介入（intervention），アウトカム（outcome），症例数（sample size），ランダム化（randomization），統計手法（statistical method）など，多岐にわたるチェック項目がある。

（1）試験デザイン

CONSORT 声明では，試験デザイン（並行群間など）や割り付け比を明示し，試験開始後の方法上の重要な変更があればその理由を明記するように求めている。データが収集されたセッティング（setting）の記載も求めている。

（2）参加者

参加者の適格基準（eligibility criteria）📖，すなわち組み入れ基準（inclusion criteria）と除外基準（exclusion criteria）の明記を求めて

📖 用語集　適格基準（→P.135）

いる。

（3）介入

介入については，介入が実際にいつどのように実施されたかを含め，再現可能となるような詳細な説明を求めている。

（4）アウトカム📖

CONSORT 声明では，事前に明確に定義された一次・二次（副次）アウトカム評価項目の記載を求めている。試験開始後にアウトカムの変更があればその理由も明記しなければならない。

1つの RCT につき一次アウトカムは1つだけである。二次アウトカムは複数あってもよい。

死亡や罹患などの，患者にとって臨床的に重要なアウトカムを真のアウトカム（true outcome）という。真のアウトカムに至るまでの中間的なアウトカムであって，真のアウトカムと代替的であるものを代替アウトカム（surrogate outcome）という。例えば，スタチン系薬剤の効果を評価するための真のアウトカムは心筋梗塞および死亡である。血中 LDL 値の低下は代替アウトカムである。真のアウトカムの発生割合は低く長期の観察を要するため，RCT では真のアウトカムは評価されず，代替アウトカムが評価されることが少なくない。

複数のアウトカムをまとめて1つのアウトカムとしたものを複合アウトカム（composite outcome）という。主要心血管イベント（major adverse cardiovascular events，MACE）は，心血管系薬剤の治験などでよく使われる複合アウトカムである。死亡，心筋梗塞，心不全，脳卒中，標的血管の血行再建術（target vessel revascularization），

📖用語集　アウトカム（→P.139）

入院などを複合したアウトカムである。

　複合アウトカムを設定すれば当然にイベント数は多くなり，有意差は出やすく，サンプルサイズが少なくて済むため，研究コストも節約できる。しかし，臨床的に重要でないアウトカム指標も複合アウトカムに組み入れることは，治療効果の過大評価につながりかねない。また，治療者によって恣意的に操作されうるソフト・アウトカム（soft outcome）を組み入れることは，結果の内的妥当性を損ねることになりうる。

（5）症例数

　目標症例数の設計にあたっては，一次アウトカムに対する介入群と対照群の効果量（effect size）📖を事前に見積もる。例えば α エラー📖 5%，β エラー📖 20%という設定のもとで，症例数が設計される。原則として，一次アウトカムにのみ上記のような厳密な症例数設計が行われる。

（6）ランダム化

　CONSORT 声明は，ランダム化の作法について事細かい記載を求めている。

　割り付け（allocation）の順番を作成した方法，割り付けの隠蔽📖機構（allocation concealment mechanism），盲検化の方法，誰が盲検化されたか（参加者，介入実施者，アウトカム評価者），などを記載しなければならない。

　介入群と対照群のどちらに割り付けられたか，参加者にも介入実施者にもわからない場合を二重盲検（double blind）という。参加者に

📖用語集　効果量，α エラー，β エラー（→P.140〜141）
　　　　割り付けの隠蔽（→P.135）

はわからないものの介入実施者にはわかる場合を単盲検（single blind）という。

RCTは二重盲検が理想であり，特に新薬の治験などでは二重盲検が採用される。二重盲検試験がさまざまな理由（介入群と対照群の区別ができてしまうなど）で実施できない場合，単盲検試験が行われる。ただし単盲検試験は，介入実施者が参加者の治療内容を知っているため，アウトカム評価において無意識あるいは意識的なバイアスがかかる危険性が高い。そのため介入実施者でない第三者をアウトカム評価者とすることもある。

RCTの内容によっては，二重盲検も単盲検も，実務的にも倫理的にも困難なことがある。盲検化では患者の同意も得られず，必要サンプル数を確保できない場合もある。そのため，PROBE（prospective randomized open blinded endpoint）法という方法もある。ランダム化は行っているが，盲検化は参加者にも介入実施者にもなされない。ただしアウトカム評価は第三者が行う。

介入実施者によって操作されうるソフト・アウトカム（入院など）では，PROBE法では情報バイアスが起こりうる。すなわち介入実施者は，善意・悪意にかかわらず，結果を良く見せようとして，アウトカムを恣意的に操作する恐れがある。そのため，PROBE法では結果の解釈に注意を要する。

（7）統計手法

CONSORT声明では，一次・二次アウトカムの群間比較に用いられた統計学的手法，およびサブグループ解析（subgroup analysis）[[]]や感度分析（sensitivity analysis）[[]]などの追加的解析の手法を明記する

用語集　サブグループ解析，感度分析（→P.145〜146）

ように求めている。

　RCT の内的妥当性を脅かす問題はランダム化後にも発生しうる。患者が試験のプロトコールに従う度合い（コンプライアンス，compliance）が低く，症例の脱落（attrition）が起こることがある。対照群に割り当てられた患者が自ら希望して介入群と同じ治療を受けてしまうという，コンタミネーション（contamination）も起こりうる。その場合，実際に治療を受けたかどうかで群分けをしなおして解析するper protocol 解析では，ランダム化が破綻し，もはや RCT ではなく観察研究と同じになる。そこで，もともとの割り付けに従って解析する治療企図解析（intention-to-treat analysis, ITT）を行うことが原則である。

2）Methods の読解

　課題論文の Methods を読んでみよう。

（1）試験デザイン

　デザインは "multicenter, randomized, blinded, sham-controlled trial（多施設ランダム盲検化偽治療対照試験）"，割り付け比は 1：1，セッティングは北米の 55 の三次医療機関で，期間は 2010 年 9 月から2016 年 6 月である。

（2）参加者

　参加者は「18 歳以上でエンドトキシン活性が 0.6 以上の敗血症性ショックの患者」である。

　組み入れ基準は以下のとおり。

①ランダム化前 30 時間以内に連続 2 時間以上，ノルアドレナリン 0.05 μg/kg/分以上の昇圧薬治療を要した低血圧

②抗菌薬の静注

③直前24時間に少なくとも30 mL/kg の晶質液輸液を実施

　除外基準は以下のとおり。

①（延命治療や透析の開始などを妨げる）治療実施の限界についてカルテに記録あり

②短期の生存が見込めない終末期

　なお，中間解析（interim analysis）📖後にMultiple Organ Dysfunction Score（MODS）が9以下の非重症患者が除外基準に追加された。

（3）介入

　介入は PMX-HP と標準治療の併用，対照は sham hemoperfusion（偽の血液還流）と標準治療の併用である。

　PMX-HP は流量が100 mL/分で24時間以内に2時間のセッションを2回施行。Sham hemoperfusion では PMX-HP と同じ血液浄化装置をベッドサイドに設置してプライミングを行い，患者にはブラッド・アクセスを行うもののカテーテルは途中で切断してドレッシングで被覆され，装置には生理食塩水を2時間循環させることを24時間以内に2回施行した。標準治療として，未分画ヘパリンによる抗凝固療法，および Surviving Sepsis Campaign の診療ガイドラインに沿った治療が行われた。

（4）アウトカム

　一次アウトカムは，全患者および MOD 9以上の患者の28日以内死亡である。一次アウトカムに有意差があった場合にのみ二次アウトカムの評価を行うという "hierarchical testing strategy" が計画された。

📖用語集　中間解析（→P.137）

事前に策定された二次アウトカムは，ベースラインから死亡までの 28 日以内生存期間，ベースラインから 72 時間までの MODS・平均血圧・尿量・クレアチニンの変化とされた。

治療企図解析（ITT）を基本とするものの，5%以上の患者がプロトコールに沿わなかった場合，per protocol 解析も行うとされた。

（5）症例数

先行の小規模 RCT（EUPHAS 試験）の結果をもとに，28 日死亡率 35%，効果量（effect size）として絶対リスク差 15%，α エラー 5%，β エラー 20%と設定され，必要症例数は 360 人と計算された。

中間解析の後，倫理委員会の勧告を受けて MODS>9 の重症患者のみを対象とすることに変更され，それに伴い症例数は 450 人と再設計された。

（6）ランダム化

ランダム化の方法は Web ベースでのブロックランダム化📖，割り付けの隠蔽機構は Web ベースの中央割り付けである。

参加者は盲検化されたものの，介入実施者の一部は盲検化されていないので，完全な二重盲検ではない。

（7）統計手法

以上を読んで，統計手法についておおよそ予測ができたのではなかろうか。RCT の統計手法はさほど難しくない。一次アウトカムの 28 日以内死亡は二項変数であるから，群間の割合の比較にはカイ二乗検定が行われるに違いない。リスク比とリスク差📖および 95%

📖用語集　ブロックランダム化（→P.135）
　　　　　リスク比/リスク差（→P.143）

信頼区間📖も求められるだろう。カプラン・マイヤー法📖とログランク検定も行われるだろう。

実際の統計手法の記載（抜粋）は以下のとおりである。

> The primary efficacy analysis for 28-day mortality between the 2 groups included（1）all participants randomized and（2）participants in the MODS group, using a χ^2 test and reported as a risk difference（RD）and risk ratio（RR）with a 95% CI.
>
> Survival analysis, with censoring at 28 days, was performed using a Kaplan-Meier curve and the log-rank test.

他の細かい方法や，実際には行われなかった二次アウトカムに対する統計手法の詳細についての記載は割愛する。

5. Results

1）CONSORT に沿った Results の記載

CONSORT 声明は，①参加者の流れ（participant flow），②募集（recruitment），③ベースライン・データ（baseline data），④アウトカムと推定（outcome and estimation）についての記載を求めている。

（1）参加者の流れ，募集，ベースライン・データ

CONSORT に沿って，以下について明記される。

・各群について，ランダム割り付けされた人数，意図された治療を受けた人数，主要アウトカムの解析に用いられた人数

・各群について，追跡不能例とランダム化後の除外例，除外理由

📖用語集　信頼区間（→P.141）
　　　　　カプラン・マイヤー法（→P.143）

・参加者の募集期間と追跡期間を特定する日付

・試験を途中で終了した場合の理由

・各群のベースラインにおける記述統計を示す Table

（2）アウトカムと推定

CONSORT に沿って，以下について明記される。

・一次アウトカム，二次アウトカムのそれぞれについて各群の結果

・治療企図解析（ITT）かどうか

・サブグループ解析など，実施した他の解析の結果

・各群のすべての重要な害または意図しない効果

二項アウトカムについては，リスク比（risk ratio）だけでなくリスク差（risk difference）と number needed to treat（NNT：必要治療数）も提示することが推奨される。NNT はリスク差の逆数である。

〈例〉

①治療 A 群とプラセボ群間で死亡率を比較する研究において，治療 A 群の死亡率は20％，プラセボ群は30％であった。プラセボ群に対する治療 A 群のリスク比は 20％÷30％＝0.67，リスク差は 30％−20％＝10％，NNT は 1÷10％＝10 人。

②治療 B 群とプラセボ群間で死亡率を比較する研究において，治療 B 群の死亡率は2％，プラセボ群は3％であった。プラセボ群に対する治療 B 群のリスク比は 2％÷3％＝0.67，リスク差は 3％−2％＝1％，NNT は 1÷1％＝100 人。

上記の①，②において，リスク比は同じであるものの，リスク差と NNT は両者に 10 倍もの開きがある。EBM においてより重要である

Ⅳ

実践・臨床研究論文の読み方

のは，リスク差と NNT の方である。NNT は小さい方が治療効果は高いことを示す。ただし何人以下であれば臨床的に有用であるという基準はない。

2）Results の読解

「予測読みの極意」に従い，Table と Figure を見て Results の本文を予測してみよう。

Figure のタイトルは以下のとおりである。

> Patient Recruitment, Randomization, and Flow of the Study

リクルートされた 921 人のうち，471 人が除外された。残る 450 人がランダム割り付けされ，PMX-HP 群 224 人，sham 群 226 人となった。MODS>9 の患者はそれぞれ PMX-HP 群 147 人，sham 群 148 人であった。脱落は PMX-HP 群で 1 人であった。

Table 1 のタイトルは以下のとおりである。

> Baseline Characteristics of All Participants and Those With a MODS of More Than 9

RCT の Table 1 では，群間の背景因子のバランシングがうまくいっていることを確認することが重要である。ベースライン特性は群間でほぼ一様である。本文でもこの点が強調されるだろうと予測したうえで，本文中の Table 1 の解説を読んでみよう。

> The groups were similar on baseline characteristics, case-mix,

> and organ support. Patients were severely ill as evidenced by
> high APACHEII scores, receipt of mechanical ventilation, and
> vasopressor support.

案の定，あっさりとした記載である。Table 1 に記載されている
データのなかで本文に再掲されているのは，年齢・性別・APACHE
II・MODS のみであった。

Table 2 のタイトルは以下のとおりである。

> Summary of the Primary End Point of 28-Day Mortality for All
> Participants and for Patients With MODS of More Than 9

この Table 2 に治療企図解析（ITT）の結果が集約されている。
　全患者における PMX-HP 群と sham 群の死亡率はそれぞれ37.7％と
34.5％であり，リスク差（95％信頼区間）は 3.15（−5.73-12.04），リス
ク比（95％信頼区間）は 1.09（0.85-1.39）であった。
　リスク差の95％信頼区間は 0 をまたいでいる（このような場合，
NNT は計算されない）。リスク比の95％信頼区間は1 をまたいでい
る。MODS>9 の患者でも同様の傾向が示された。
　Key results であるので，本文にも再掲されると予測される。実際
の記載は以下のとおりである。

> Among all participants, the mortality at 28 days in the poly-
> myxin B hemoperfusion group was 37.7%（84 of 223）compared
> with 34.5%（78 of 226）in the sham group（risk difference
> [RD], 3.15; 95% CI, −5.73 to 12.04; risk ratio [RR], 1.09; 95%

CI, 0.85–1.39; $P = .49$). In the MODS population, 28-day mortality was 44.5%（65 of 146）in the polymyxin B hemoperfusion group and 43.9%（65 of 148）in the sham group（RD, 0.60; 95% CI, −10.75 to 11.97; RR, 1.01; 95% CI, 0.78–1.31; $P = .92$).

Table 3 のタイトルは以下のとおりである。

Per-Protocol（Each Group Received 2 Treatments）28-Day Mortality

PMX-HP または sham hemoperfusion を 2 回受けた患者に限定した per protocol 解析も行われ，治療企図解析（ITT）と同様に有意差なしであった。

　Table 3 のデータは本文中に再掲されず，トレンドのみが示されると予測される。実際の記載は以下のとおりである。

A per-protocol analysis of 28-day mortality was performed because the difference between randomized and per-protocol patients was greater than 5% in both the all participants and the MODS groups. These results also showed no difference in mortality.

　本文中の Table は以上である。二次アウトカムに関する結果の Table はない。Methods に，「一次アウトカムに有意差があった場合にのみ二次アウトカムの評価を行う」と記載されていた。この "hierarchical testing strategy" に沿って，一次アウトカムに有意差がなかったので，二次アウトカムの評価は報告されていない。このことも

本文に記載されるはずである。実際の記載は以下のとおりである。

> Because the primary outcome did not achieve statistical signifi-
> cance, secondary and exploratory end point analyses are not
> reported herein.

6. Discussion

1）CONSORT に沿った Discussion

CONSORT 声明では，Discussion において，①限界（limitation）②
一般化可能性（generalizability），③解釈（interpretation）を記載す
ることを求めている。限界については，可能性のあるバイアスや精度
低下の原因，解析の多重性の原因について記載される。

試験結果の一般化可能性は，外的妥当性（external validity）と同
義である。他の集団への適用可能性ともいう。一般に RCT の結果は，
適格基準から外れる患者集団に一般化することはできない。

結果の解釈，有益性と有害性のバランスについても記載される。

2）Discussion の読解

Introduction から Results までを読んで，Discussion の第 1 パラグ
ラフを予測してみよう。

多施設の偽治療対照の RCT により，エンドトキシン活性高値を伴
う敗血症性ショック 450 人を PMX-HP 群と sham 群に割り付け，28 日
死亡率を比較した結果，有意差を認めなかった。

有意差がないという結果の解釈には慎重を要する。「有意差がない」
は「効果がない」と必ずしも同義ではない。統計学的に厳密にいえ
ば，「有意差がない」ことをもって言えることは，「効果があるとはい
えない」「効果があるかどうかわからない」である。

とはいえ，本研究は6年間という長いリクルート期間で過去最大の症例数を集めて厳密なRCTを行ったものであり，方法論上の瑕疵はほとんどない。同じテーマの複数の先行研究の限界を克服しており，もはやこれを超えるRCTは実現しえないであろう，というレベルの内容である。そうであればこそ，敗血症性ショックに対するPMX-HPの使用は推奨できない，と著者は論じるかもしれない。実際の第1パラグラフは以下のとおりである。

> In this multicenter randomized clinical trial involving 450 adults with septic shock and high circulating endotoxin activity, poly-myxin B hemoperfusion compared with sham hemoperfusion did not significantly decrease 28-day mortality among all ran-domized patients or among randomized patients with more severe illness, based on a MODS of more than 9. The findings suggest that polymyxin B hemoperfusion should not be used with the goal of improving survival in critically ill patients with septic shock.

Discussionにおいて，先行の2つのRCTに関する短い解説がなされており，それらについての限界も示されている。EUPHAS試験では，PMX-HP群において平均血圧の上昇と28日生存の有意な改善を認めたものの，$n=64$という小規模研究であった。死亡に有意差はなかった。ABDOMIX試験（$n=243$）では28日死亡率も二次アウトカムも群間に有意差を認めなかった（ABDOMIX試験は検出力不足，PMXの中止例が多かったこと，などの限界があった）。

さて，先行研究の限界を克服する本研究の強み（strength）を予測してみよう。まず，症例数が最大である。エンドトキシン活性という

指標を用いて本治療の適応患者を絞っている。敗血症の多様な疾患を対象にしている。Sham群を設定して偽治療効果の除外に努めている。完全ではないものの盲検化を行っている。これらはすべて強みである。

> This study has a number of strengths. First, the trial was blinded with sham hemoperfusion treatments. Second, the trial successfully enrolled a wide spectrum of patients with septic shock, high acuity, and higher risk of death than patients enrolled in prior trials. Third, the trial specifically treated patients more likely to benefit from polymyxin B hemoperfusion by enrolling only patients with high endotoxin activity. No prior trial used a strategy to enrich the design by measuring endotoxin activity and selecting those most likely to derive benefit.

次に本研究の limitation を予測してみよう。

可能な限りの工夫は施しているものの完全な二重盲検でないところが，強いていえば限界である。症例数の点についていえば，EUPHAS 試験の結果に基づいて死亡率減少を 15％ と見積もっており，この見積もりが結果論でいうと適切でなかったかもしれない。

> This study has several limitations. First, blinding can be challenging in device trials with inadvertent introduction of treatment bias if blinding is not maintained. However, this trial attempted to conceal treatment allocation from the clinical care team and blinding appeared well preserved. Second, this study may have lacked statistical power to detect small differences in

IV

実践・臨床研究論文の読み方

the primary end point between treatment groups. Third, the statistical analysis plan did not allow assigning importance to secondary or exploratory analyses because the primary end point analysis was negative.

　論文の著者らは，2番目の限界で検出力不足を簡単に論じている。しかしこの点は，筆者（康永）の見解と少し異なる。本研究結果におけるリスク差の点推定値は＋3.15％であり，有意差はないもののむしろPMX-HP群の方が28日死亡率はやや高くなっている。仮に症例数がもっと多かったとしても，PMX-HP群の死亡率が有意に低いという結果に導かれることは考えにくい。

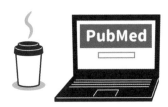

IV

実践・臨床研究論文の読み方

Column

エビデンスの有効期限

　最新のエビデンスがさらに新しいエビデンスによって覆るまで，つまりエビデンスの「有効期限」はどの程度であろうか。少し古いが，これについて検証した研究を紹介しよう。

　(Shojania KG, et al. How quickly do systematic reviews go out of date? A survival analysis. Ann Intern Med 2007; 147: 224-233.)

　ACP Journal Club に1995〜2005年に掲載された100編の医薬品・医療機器・手技に関するシステマティック・レビューが調べられ，主要アウトカムまたは死亡に関する統合結果の統計学的有意性が変化したり効果量が少なくとも50%変化するまでの期間が計測された。

　57%のレビューに，結論の修正が必要となるエビデンスの更新が認められた。結論が覆るまでの期間は平均5.5年であった。結論が覆るまでの期間が2年以内は23%，1年以内は15%であった。さらに，レビューの出版時点で既にエビデンスの更新が認められたケースが7%あったという。

　エビデンスの有効期限はこのように短い。10年経てばすっかり古くなっているといえそうである。

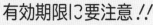

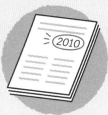

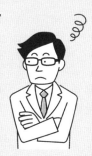

3 観察研究論文の読み方

1. 観察研究と STROBE 声明

1）観察研究とは

　臨床研究は，観察研究（observational study）と介入研究（interventional study）に分けられる。観察研究のうち分析的疫学研究は横断研究（cross-sectional study）と縦断研究（longitudinal study）に分けられる。縦断研究はさらにコホート研究（cohort study）と症例対照研究（case control study）などに分けられる（表 4-3）。

表 4-3　臨床研究デザイン

```
1. 観察研究　observational study
  1）記述的研究　descriptive study
  2）分析的観察研究　analytic observational study
    ①横断研究　cross-sectional study
    ②縦断研究　longitudinal study
      ・症例対照研究 case control study
      ・コホート研究 cohort study　など
2. 介入研究　interventional study
  並行群間ランダム化試験，クラスターランダム化試験，非劣性試験
  など
```

　横断研究は，調査対象のさまざまな因子を 1 時点で測定し，各因子の分布や因子間の関連を分析する研究である。疾患の有病割合（prevalence）を求められるが，発生率（incidence rate）は求められない。

　コホート研究では，疾患の発生率を求めたり，種々のリスク因子・予後因子とアウトカムの関連を明らかにできる。

コホート研究には，前向きコホート研究（prospective cohort study）と後向きコホート研究（retrospective cohort study）がある。前向きと後向きの違いは，研究対象となる患者の観察が始まった時点（起点）の違いだけである（図4-1）。前向きコホート研究は，現在を起点として，患者群を一定期間観察しアウトカムを比較する研究である。後向きコホート研究は，過去のある時点を起点として，患者群を一定期間観察しアウトカムを比較する研究である。「後向き」といっても時間を逆戻りしているわけではない（図の矢印の先は未来方向を向いている）。

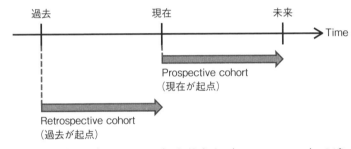

図4-1　前向き（Prospective）と後向き（Retrospective）の違い

前向きコホート研究は，観察開始前に研究計画を立て，データの測定方法を標準化し，必要なデータ項目を取りにかかれることが利点である。観察期間中の症例の脱落（attrition）が欠点である。後向きコホート研究は，既にある患者記録をもとにデータ収集するため，比較的低コストで実施できる。研究目的に沿うデータ項目が欠損している，データの測定方法が標準化されていないなどの欠点がある。

症例対照研究は，源集団（source population）から症例群を同定し，各症例と年齢・性別などが一致する対照群を抽出し，要因を群間で比

較し，どの要因がアウトカムと関連しているかを明らかにするという研究である。希少な疾患は，コホート研究では非常に多くの症例数を要するのに対して，症例対照研究では集めるべき症例が比較的少なくて済むため効率が良い。症例対照研究ではアウトカムの発生率は計算できないものの，要因とアウトカムのオッズ比を求めることはできる。

　対照群を症例群と同じ源集団からランダムに選ぶことが鉄則である。これに失敗すると，選択バイアスの原因になる。症例が発生した時点と同時期の対照を抽出すべきである。これを時点マッチング（matching on time）という。

　源集団が複数の医療機関で特定の治療を受けた患者群の場合，症例と対照は同じ医療機関から抽出することが推奨される。なぜならば，アウトカムは医療機関の特性に影響を受けやすいからである。そして，医療機関の特性は測定されにくく，データもないためである。同じ医療機関から症例と対照を抽出することにより，症例群と対照群との間で，医療機関の特性による影響が均一化され，群間比較によってその影響を除外することができる。

　なお，症例対照研究における統計解析では，各症例と対照がペアになっている状態を反映させるため，対応のある検定を行う必要がある。通常のt検定ではなく対応のあるt検定，カイ二乗検定ではなくMcNemar検定を用いる。多変量回帰分析では，条件付きロジスティック回帰分析などを行う必要がある。

2）STROBE 声明

　臨床研究の約90%は観察研究である。

　STROBE声明は，観察研究の報告の質を改善するためのガイドラインである。

STROBE 声明は 22 項目のチェックリストで構成され，そのうち 18 項目は，コホート研究，症例対照研究，横断研究に共通の項目である。4 項目は 3 つの研究デザインに特有の項目である。

STROBE の日本語翻訳版も STROBE 公式ウェブサイトにおいて無料で公開されている。

https://www.strobe-statement.org/fileadmin/Strobe/uploads/translations/STROBE-Japanese.pdf

次項以降，以下の課題論文を題材に，STROBE に沿った観察研究（コホート研究）の読み方を解説する。

J Allergy Clin Immunol 2021; 147: 114–122. e14.

（https://www.jacionline.org/article/S0091-6749（20）30750-8/fulltext）

Journal のホームページからフルテキストを無料でダウンロードできる。

2. Title/Abstract

STROBE 声明では，Title または Abstract のなかで，研究デザインを一般に用いられる用語で明示するように推奨している。

Abstract では，研究で行われたことと明らかにされたことについて，十分な情報を含み，かつバランスの良い要約を記載することを推奨している。

通常，観察研究の論文の Abstract では，研究の背景と目的，対象，セッティング，研究デザイン，曝露群と対照群，アウトカム，統計解析，結果と結論が書かれる。

上記の課題論文における Title を見てみよう。

IV

実践・臨床研究論文の読み方

Association between early antibiotic treatment and clinical outcomes in children hospitalized for asthma exacerbation

要因 A とアウトカム B の関連を調べた観察研究の典型的な Title 形式である．"Association between A and B in 対象患者" という形式に沿っている。なお Title からは研究デザインはわからないものの，Abstract のなかに "retrospective cohort study" と明示されている。Abstract を読んでみよう。

研究の背景："Professional society guidelines recommend against routine early antibiotic use in the treatment of asthma exacerbation without comorbid bacterial infection."

目的："We sought to assess the effectiveness of this strategy in the routine care of children."

対象，セッティング："48,743 children hospitalized for asthma exacerbation with no indication of bacterial infection during the period 2010 to 2018"

研究デザイン，曝露群と対照群："a retrospective cohort study to compare clinical outcomes and resource utilization between children who received early antibiotic treatment and those who did not."

アウトカム：hospital stay, hospitalization costs, probiotic use, mechanical ventilation, 30-day readmission

統計解析：propensity score matching（傾向スコア・マッチング），inverse probability of treatment weighting（逆確率重み付け法），g-computation algorhysm（g-計算アルゴリズム），instrumental variable method（操作変数法）

結論："Antibiotic therapy may be associated with prolonged hospital stay, elevated hospitalization costs, and high risk of probiotic use without improving treatment failure and readmission. Our findings highlight the need for reducing inappropriate antibiotic use among children hospitalized for asthma."

Abstract を読んで，PECO を確認しよう。

P（Patients）	喘息の増悪で入院し，細菌感染症を伴わない小児
E（Exposure）	初期に抗菌薬を使用
C（Controls）	初期に抗菌薬を使用しない
O（Outcomes）	在院日数，入院費用，プロバイオティクスの使用，人工呼吸器管理，30 日以内再入院

3. Introduction

1）STROBE に沿った Introduction

　STROBE では，観察研究論文の Introduction において，「科学的背景と論拠（rationale）の説明」および「特定の仮説（hypothesis）を含む目的」を明示するように求めている。この部分は CONSORT とほぼ変わりない。

　観察研究論文でも，Introduction の読み方に変わりはない。やはり，第Ⅲ章「3. 予測読みの極意」に沿って，研究の背景（問題の所在とその性質・範囲）を読み取り，先行研究でどこまで明らかになっているか（What is already known?），まだ明らかになっていないことは何か（What remains unknown?）を読み取ったうえで，研究目的や証明すべき仮説を予測しながら読み進めよう。

2）Introduction の読解

　課題論文の Introduction を読んでみよう。本論文の Introduction は

Ⅳ

実践・臨床研究論文の読み方

2パラグラフ構成であり，各パラグラフがやや長い。第1パラグラフと第2パラグラフの前半を読んで，第2パラグラフ後半の研究目的と研究仮説を予測しよう。

第1パラグラフの key sentence は以下である。

> Some current guidelines recommended against routine antibiotic prescription for asthma exacerbations in the absence of concurrent bacterial infections because respiratory viral infections are the major cause of asthma exacerbations.
> いくつかの現行のガイドラインは，喘息増悪の主な原因は呼吸器ウイルス感染症であるため，細菌感染症がない場合の喘息増悪に対する抗菌薬処方をルーチンに実施しないように推奨した。

これを受けて，まだ明らかになっていないことは何かを以下のように示している。

> Although a previous study based on a large database reported adherence to those guidelines and variation in treatment patterns in adults, data derived from a pediatric population are still lacking.
> 大規模データベースを用いた先行研究では，成人におけるこれらのガイドラインの遵守と治療パターンのバリエーションが報告されているものの，小児に関するデータはまだ不足している。

第2パラグラフの key sentence は以下である。

we sought to evaluate the potential effects of antibiotics when added to corticosteroids and short-acting β_2-agonists on clinical outcomes in the treatment of asthma exacerbation, to solve the issue of the limited generalizability of previous findings to the routine care of children.

喘息増悪の治療において副腎皮質ステロイドと短時間作用型 β_2 アゴニストに加えた抗菌薬の潜在的な効果を評価し，先行調査結果の小児の日常的ケアに対する限られた一般化可能性の問題を解決することを目指した。

これを受けて，本研究の目的と仮説がIntroduction の末尾に提示される。

For this purpose, we conducted a retrospective cohort study among children hospitalized with asthma in the absence of indication for bacterial infections. We hypothesized that the addition of early antibiotic use to standard treatment would not produce further clinical benefits.

この目的のために，細菌感染症の徴候がない状態で喘息により入院した小児を対象に後向きコホート研究を実施した。初期の抗菌薬使用を標準治療に追加しても追加的な臨床的利益は得られない，という仮説を立てた。

4. Methods

１）STROBE に沿った Methods

STROBE では，研究デザイン（study design），セッティング（setting），参加者（participant），変数（variable），バイアス（bias），対

象患者数（study size），統計学的手法（statistical method）について記載が求められる。

（1）研究デザイン，セッティング

研究デザイン（コホート研究，症例対照研究，横断研究など）は，Methods の始めの部分で示されることが推奨される。

セッティングについては，研究の実施場所，基準となる日付（患者の登録，曝露，追跡，データ収集期間など）の明記が求められる。

（2）参加者

3つの研究タイプごとに別々に規定されている。

コホート研究では，適格基準（eligibility criteria），参加者の母集団（sources），選定方法，追跡の方法の記載が求められる。コホート研究でもマッチングが行われることがある（傾向スコア・マッチング🔖，matched-pair cohort study など）。その場合，マッチングの基準，曝露群と対照群の各人数を記載しなければならない。

症例対照研究では，適格基準，参加者の母集団に加えて，症例の同定方法と対照の選択方法が示される。症例と対照の選択における論拠も示されなければならない。通常，症例と対照は1：1または1：nでマッチングされるため，マッチングの基準も記載される。

横断研究では，適格基準，参加者の母集団，選択方法が示される。

（3）変数

変数には，アウトカム（outcome），曝露（exposure），予測因子（predictor），交絡因子（confounder），効果修飾因子（effect modifier）

📖用語集　傾向スコア・マッチング（→P.144，傾向スコア分析）

などがある。これらが明確に定義されていなければならない。

　各変数に対して，データ源（data source），測定・評価方法の詳細が示される。

（4）バイアス

　バイアスはいかなる臨床研究にもつきものである。バイアスには偶然誤差📖と系統誤差があり，後者は選択バイアス📖・情報バイアス📖・交絡📖が含まれる。

　バイアスに対応するためにとられた措置があれば示される。それは研究デザイン上の工夫であったり，統計解析による調整であったり，さまざまである。

　特にRCTと比較して観察研究では交絡の問題が深刻である。潜在的な交絡因子が可能な限り測定されているかどうか，未測定の交絡因子がないかどうかを確認することは，観察研究論文を読むうえでの最重要チェックポイントといってよい。

（5）対象患者数

　観察の対象となる患者数がどのように算出されたかを説明する。特に，コホート研究のデザインによって効果比較研究（comparative effectiveness study）を行う場合，RCTにおける症例数設計に準じて，なるべく事前に必要症例数の見積もりを行うことが推奨されている（しかし実際にそれが論文に記載されていることはあまりない）。

（6）統計学的手法

　STROBEでは，交絡の調整などに用いた方法を含めすべての統計

IV

実践・臨床研究論文の読み方

📖用語集　誤差，選択バイアス，情報バイアス，交絡（→P.138〜139）

学的方法を示すことを推奨している。

　一般に交絡を統計学的に調整する方法として，多変量回帰分析[📖]（ロジスティック回帰分析，Cox 回帰分析など）や傾向スコア・マッチングが用いられる。近年はさらに傾向スコア逆確率重み付け法（inverse probability of treatment weighting），操作変数法（instrumental variable method）[📖]，時間依存性交絡に対する周辺構造モデルなど，より複雑で精緻な統計手法が開発されている（詳細は，前著『超絶解説 医学論文の難解な統計手法が手に取るようにわかる本』を参照されたい）。

　該当する場合，交互作用（interaction）[📖]の検証方法，欠損値（missing data）の取り扱い[📖]についても記載を求めている。欠損値への対処法として，推奨される方法は多重代入法（multiple imputation）である。

　また，感度分析（sensitivity analysis）[📖]の方法に関する記載も求められる。

　特に，長期間の観察を要するアウトカムの場合，十分な追跡期間であるかどうかは確認しなければならない。結果に影響を及ぼすほどの脱落例があるかどうかも検討が必要である。

2）Methods の読解
　課題論文の Methods を読んでみよう。

（1）研究デザイン，セッティング

　Subheading の Study design and data source 冒頭に以下のように示されている。

📖用語集　多変量回帰分析（→P.141），操作変数法（→P.145），交互作用（→P.139），欠損値の取り扱い（→P.143），感度分析（→P.146）

> We conducted a retrospective cohort study using the Diagnosis Procedure Combination inpatient database between July 1, 2010, and March 31, 2018.

研究デザインは後向きコホート研究であり，大規模入院患者データベースが利用されている。

（2）参加者

対象となる患者は以下のとおりである。

> We included pediatric inpatients aged between 3 months and 15 years with a diagnosis of asthma exacerbation.

選定の方法について，ICD-10 コード（the International Classification of Diseases, 10th Revision code）で喘息の診断を同定している。Misclassification を回避するために，対象患者はステロイド静注や短時間作用型 β_2 刺激薬吸入を要する患者のみに限定された。

除外基準は，抗菌薬の適用となる疾患のあるケース，抗インフルエンザ治療薬を用いたケース，慢性疾患を有するケースとされた。

追跡期間は入院から退院までである。

（3）変数

Subheading の Measurements of variables に，変数が説明されている。

投与群（曝露群）は "early antibiotic treatment initiated during the first 2 days of hospitalization"（入院2日以内の早期抗菌薬治療）を受けた患者である。非投与群（対照群）は入院2日以内の早期抗菌薬

IV

実践・臨床研究論文の読み方

治療を受けなかった患者である。

　メインの分析では，2日間経過以降に抗菌薬を開始された患者は非投与群（対照群）に含められた。

　一次アウトカムは平均在院日数とした。二次アウトカムは入院費用，入院中の人工呼吸器管理，30日以内の再入院，2日間経過以降のプロバイオティクスの使用（抗菌薬に関連する下痢の代替指標）が挙げられた。

　潜在的な交絡因子（potential confounder）として，年齢，性別，身長・体重（zスコア），併存症（食物アレルギー，アレルギー性鼻炎，アトピー性皮膚炎），教育病院への入院，救急車による搬送，居住地（政令指定都市またはその他），入院2日以内に使用された治療薬（鎮咳薬，粘液溶解薬，抗ヒスタミン薬，ロイコトリエン受容体拮抗薬，キサンチン，β刺激薬，吸入ステロイド，アセトアミノフェン）が挙げられた。

（4）バイアス

　バイアスの調整に関して，特に系統誤差の一つである交絡については統計解析により調整が図られている。

（5）対象患者数

　観察の対象となる患者数は大規模データベースに含まれる全患者である。RCTにおける症例数設計に準じた必要症例数の見積もりは記載されていない。

（6）統計学的手法

　以下の4つの異なる統計学的手法による交絡調整が実施されている。
①傾向スコア・マッチング（propensity score matching）

②逆確率重み付け法（inverse probability of treatment weighting, IPTW）

③g-計算アルゴリズム（g-computation algorithm）

④操作変数法（instrumental variable method）

　IPTW と g-computation については，平均処置効果（average treatment effect, ATE）📖 と処置群の平均処置効果（average treatment effect on the treated, ATT）📖 の両方を推定している。

　いくつかの感度分析（sensitivity analysis），サブグループ解析も実施されている。

①3日目以降に抗菌薬が処方された患者を非投与群（対照群）から除外した感度分析

②身長・体重が欠損となっている患者を除外した感度分析

③年齢カテゴリー（＜2，2〜5，6〜15歳），抗菌薬の種類によるサブグループ解析

④連続変数の偏った分布に対処するためのガンマ分析を用いた一般化線形モデルを用いた感度分析

⑤抗菌薬使用割合が90％以上または10％以下の病院を除外した感度分析

⑥インフレーションや為替変動を考慮した医療費の感度分析

　なお感度分析ではIPTW（ATE と ATT）および操作変数法のみが実施されている。

5. Results

1）STROBE に沿った Results

　STROBE では，以下についての記載が求められる。

📖用語集　平均処置効果，処置群の平均処置効果（→P.146）

（1）適格基準に沿った対象者の選択過程

・研究の各段階における人数（例：潜在的な適格者数，適格性を調査
　した人数，適格と確認された人数，研究に組み入れられた人数，
　フォローアップを完了した人数，分析された人数）

・各段階での非参加者の除外・辞退理由

・参加者の特徴・潜在的交絡因子に関する記述統計

・それぞれの変数について，データが欠損した参加者数

（2）分析結果

・アウトカムの発生数と割合

・調整前の推定値と交絡因子での調整後の推定値（該当する場合），
　そしてそれらの精度（例：95％信頼区間）

・サブグループ解析など，実施した他の解析の結果

2）Results の読解

課題論文の Results を読んでみよう。

Figure 1 のタイトルは以下のとおりである。

> Proportions of antibiotic use among children hospitalized for
> asthma at the hospital level, with 95% CIs

各施設における抗菌薬の処方割合が95％信頼区間とともに示され
ている。これを見ると，処方割合は0％から100％までほぼ均等に分
布していることがわかる。

Table 1 のタイトルは以下のとおりである。

> Baseline characteristics between those who received antibiotics

> and those who did not within 2 days of hospitalization before and after PS matching

　傾向スコア・マッチング前後の患者の背景要因の分布を示す。標準化差（standardized difference）の絶対値が10％を超えている要因はage, tipepidine, first-generation antihistamine, leukotriene receptor antagonist, β_2 receptor stimulant tape, acetaminophen, academic hospitals などである。主な要因は本文でも示されている。傾向スコア・マッチング後，標準化差の絶対値はすべての変数で10％以内に収まっており，両群間の背景はうまくバランスされていることがわかる。Table 1 の説明の key sentence は以下である。

> After PS matching, the baseline characteristics were well balanced between the 2 groups.

　Figure 2 のタイトルは以下のとおりである。

> Associations between early antibiotic use and clinical outcomes in terms of （A）length of hospital stay,（B）hospitalization cost, （C）mechanical ventilation,（D）30-day readmission, and（E）probiotic use

　A〜E の 5 種類のアウトカムについて，調整なし，傾向スコア・マッチング（PS matching），IPTW（ATE と ATT），g-computation（ATE と ATT），操作変数法（instrumental variable）の計 7 つの分析による推定結果（点推定値と 95％信頼区間）を示している。

　Figure 2A の平均在院日数については，早期抗菌薬の投与群の方が

いずれの分析手法でも有意に長くなっている。

Figure 2B の入院費用については，早期抗菌薬の投与群の方がいずれの分析手法でも有意に高くなっている。

Figure 2C の人工呼吸器管理については，早期抗菌薬の投与群の方がその割合は高くなっているものの，g-computation（ATE と ATT）と操作変数法では有意差を認めない。

Figure 2D の 30 日以内再入院については，g-computation（ATT）を除いては，早期抗菌薬の投与群・非投与群間で有意差を認めない。

Figure 2E のプロバイオティクス使用については，早期抗菌薬の投与群の方がいずれの分析手法でも有意にその割合は高くなっている。

さてこれらの結果を，点推定値と 95%信頼区間をすべて文章化して Results の本文に掲載するのは，いかにも冗長であろう。Table 1 では傾向スコア・マッチングによる背景要因のみが示されていることを考えると，Figure 2 の本文説明においても，詳細な結果の記述は傾向スコア・マッチングのみにとどめられ，他の分析はそれらのトレンドのみが示されると予測される。

実際の Results 本文における，傾向スコア・マッチングの結果の表記は以下のとおりである。

According to the PS matching analysis, children in the early treatment group had slightly longer hospital stay（mean difference, 0.21 days; 95% CI, 0.17–0.25）, higher hospitalization costs（mean difference, 83.5 USD; 95% CI, 62.9–104）, and higher risks of requiring mechanical ventilation（risk ratio [RR], 2.06; 95% CI, 0.02–0.18）.

The risk of 30-day readmission was almost identical between the treated and untreated groups（RR, 0.90; 95% CI, 0.70–1.16）, whereas the risk of probiotic use was higher in the early treatment group (RR, 2.01; 95% CI, 1.81–2.23).

Figure 2 における他の分析手法の結果は，やはりトレンドのみ次のように表記されている。

Similar results were observed when we applied IPTW and the g-computation algorithm for ATEs and ATTs. IV analyses did not show the same findings in the risks of mechanical ventilation and 30-day readmission, whereas the length of stay, costs, and risk of receiving probiotics were almost similar to those in other statistical methods.

Figure 3 のタイトルは以下のとおりである。

Sensitivity analyses for the association between early antibiotic use and risk of probiotic use by (A) antibiotic types (B) and risk of mechanical ventilation by age categories

すなわち，6 種類も設定された感度分析のうち，図として特記されているのは，年齢カテゴリー（<2, 2～5, 6～15 歳）および抗菌薬の種類によるサブグループ解析のみである。Results の本文には以下のトレンドのみが記されている。

when we stratified the data on types of antibiotics, the RR of probiotic use was higher in those treated with cephalosporin and penicillin than in those treated with macrolides.

When we stratified the data by age categories, the RRs of mechanical ventilation among children aged 2 to 5 and older than 6 years showed the same direction across different statistical models; however, the estimates were imprecise with wide CIs.

6. Discussion

1）STROBE に沿った Discussion

STROBE 声明では，Discussion において，①限界（limitation）②一般化可能性（generalizability），③解釈（interpretation）を記載することを求めている。これらは CONSORT と同様である。

限界については，可能性のあるバイアスや精度低下の原因について記載される。特にバイアスの方向性と大きさが議論される。

結果の解釈においては，同様の研究で得られた結果やその他の関連するエビデンスを考慮し，慎重で総合的な結果の解釈を記載することが求められる。

また，結果の一般化可能性（＝外的妥当性）に関する議論がなされているかどうかの記載も求められる。

事象 A と事象 B の因果関係の判定に用いられる基準として，Hill の9つの基準が知られる：①関連の強固性（strength），②関連の時間性（temporality），③関連の一貫性（consistency），④関連の特異性（specificity），⑤生物学的説得性（biological plausibility），⑥量反応関係，⑦現時点の知識との整合性，⑧類似性，⑨実験的証拠。これらの基準をすべて満たす必要はないものの，多く満たしていればそれだけ強い因果関係があると考察できる。

Hill の基準に関する考察の記載が STROBE で推奨されているわけ

ではなく，論文のDiscussionにも明示的に書かれることは少ない。し
かし，論文を批判的に吟味するうえでは，Hill の基準にどれぐらい該
当するか検討することは有用である。

2）Discussion の読解

　課題論文の Introduction から Results までを読んで，Discussion の
第1パラグラフを予測してみよう。本研究は，喘息の増悪時における
抗菌薬治療は臨床的利益が認められず，小さいもののむしろ不利益が
認められた。本研究結果はガイドラインにおける「喘息増悪時に抗菌
薬を使用すべきでない」というエキスパート・オピニオンを，実証分
析に基づくエビデンスによって裏付けたものといえる。

　実際の第1パラグラフにおける key sentence は以下のとおりであ
る。

> Early antibiotic treatment did not show any clear clinical bene-
> fits but was rather associated with very slightly longer hospital
> stay and health care costs, and slightly higher risk of mechani-
> cal ventilation.

結果のまとめであるこの1文に基づいて，以下のような考察がなさ
れている。

> Our findings reflect the setting of routine care for children with
> asthma and strongly support the current recommendation
> against routine antibiotic use in the absence of comorbid bacte-
> rial infection.

IV

実践・臨床研究論文の読み方

本研究の強み（strength）の一つは，大規模データベースを用いた研究であり，リアルワールドを反映したデータである点である。もう一つは，多岐にわたる統計解析手法や感度分析を行い，ほぼ一貫した結果を導いており，結果の頑健性（robustness）が示されている点である。

論文には明示的に記載されていないものの，因果関係についてのHill の基準をどれぐらい満たしているか検討してみよう。「関連の強固性」はそれほど大きくないものの，「関連の時間性」はほぼ満たしている。「関連の一貫性」は強く認められる。「生物学的説得性」「現時点の知識との整合性」もある。このように複数の基準を満たしている。

本研究の限界（limitation）の記載を予測してみよう。

1 つはデータベースに記録されている併存症病名の妥当性である。この情報バイアスは結果の過小評価・過大評価の両方に働きうる。

> the diagnoses of preexisting comorbidities may have been underestimated because of possible underreporting or potential misclassification of the *International Classification of Diseases, 10th Revision* codes, resulting in biases toward either direction.

データベースに存在しない情報は未測定交絡因子となりうる。未測定交絡は傾向スコア分析や g-computation では調整できない。一方，操作変数法は理論上，未測定交絡も調整可能である。

> The detailed clinical presentation（eg, the length of symptoms preceding the admission）, laboratory data, prescriptions before

> admission, and patient information were unavailable in the Diagnosis Procedure Combination database, which may have resulted in residual confounding and confounding by the indication of therapy.
>
> PS matching and all G-methods were not able to account for the unmeasured confounders. However, IV analyses could account for these unobserved covariates

　一般化可能性についていえば，日本の医療システムのもとでの結果であり，在院日数や医療費は欧米とはかなり異なっているため，本研究結果を海外の患者集団に対して一般化できるかどうかは不明である。全国的なデータベースを利用しているため国内の患者集団に対する一般化可能性はあるといえよう。

Column

STROBE の遵守率

　約10年前までは，STROBE声明への遵守率は低かったとされる。2010年から2012年に出版された観察研究論文220本についてSTROBE声明への遵守の状況を精査したところ，交絡因子を選んだ理由に関する記載は25％，調整前後の効果推定値の記載は73％，潜在的バイアスの方向性に関する記載は32％にしか認められなかった。
(Pouwels KB, et al. Quality of reporting of confounding remained suboptimal after the STROBE guideline. J Clin Epidemiol 2016; 69: 217-224.)
　しかし近年は多くのjournalが観察研究におけるSTROBE声明の遵守を投稿規定に掲げており，投稿時にSTROBEチェックリストの提出を求めるjournalも増えている。論文の著者にとっても読者にとっても，CONSORT声明のみならずSTROBE声明も，必須のアイテムになっているといえよう。

IV

実践・臨床研究論文の読み方

Although the utilization of a national representative inpatient database was the strength of our study in terms of generalizability, the translatability of our findings to external populations may still be uncertain.

結果の解釈については，以下のような臨床的含意（clinical implications）が示されている。

Antibiotics may not be associated with better clinical outcomes and should not be routinely prescribed in children hospitalized for asthma and treated with corticosteroids and inhaled short-acting β-agonists.

「喘息増悪時に抗菌薬を使用すべきでない」——明快な take-home message である。

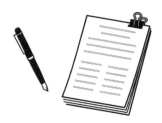

医学英語論文読解に役立つ
疫学・統計基礎用語集

1 研究デザインと報告ガイドライン

■ 介入研究（interventional study）
治療などの割り当てに対する介入を行う研究。

■ 観察研究（observational study）
治療などの割り当てに対して介入せず，ただ治療などの成り行きを観察する研究。

■ ランダム化比較試験（randomized controlled trial, RCT）
対象者を治療などを行う介入群と行わない対照群にランダムに割り付け，アウトカムを比較する研究。

■ システマティック・レビュー（systematic review）
特定のクエスチョンに対し，再現性のある方法を用いて，系統的に先行研究を検索・選択・評価したレビュー。メタ解析（meta-analysis）とは，過去の複数のランダム化比較試験やその他の研究の結果を，統計学的手法を用いて統合し，全体の傾向を分析する手法。

■ CONSORT（CONsolidated Standards of Reporting Trials）
ランダム化比較試験に関する報告ガイドライン。

■ STROBE（STrengthening the Reporting of OBservational studies in Epidemiology）
観察研究に関する報告ガイドライン。

■ PRISMA（Preferred Reporting Items for Systematic reviews and Meta-Analyses）

システマティック・レビューに関する報告ガイドライン。

2 ランダム化比較試験に関連する用語

■ 適格基準（eligibility criteria）

組み入れ基準（inclusion criteria）とは，研究目的に合致する対象者の範囲を定めた基準である。除外基準（exclusion criteria）とは，研究目的に合致しない対象者の範囲を定めた基準である。両者を合わせて適格基準という。

■ 割り付けの隠蔽（allocation concealment）

対象者の割り付け作業を行う者が，介入か対照かに関する情報を知らずに，ランダムに割り付けること。割り付けの隠蔽がされないと，割り付け作業を行う者が介入群に軽症者を恣意的に割り付けてしまうなどのバイアスが発生しうる。

■ ブロックランダム化（block randomization）

割り付けるグループの人数をほぼ同数にするために，一定の人数ごとにブロックを作成し，ブロック内で対象者をランダムに割り付ける方法。

■ 二重盲検（double blind）

介入群と対照群のどちらに割り当てられたか，参加者にも介入実施者にもわからない場合。

資料

医学英語論文読解に役立つ疫学・統計基礎用語集

■単盲検（single blind）

介入群と対照群のどちらに割り当てられたか，参加者にはわからないものの介入実施者にはわかる場合。

■PROBE 法
（prospective randomized open blinded endpoint 法）

参加者・介入実施者を盲検化せず，アウトカム評価者を盲検化したランダム化比較試験。介入実施者によって操作されうるソフト・アウトカムを用いた場合，情報バイアスが起こりやすく，結果の解釈に注意を要する。

■クラスターランダム化試験
（cluster randomized controlled trial）

各医療機関や地域を 1 つのクラスターとして，クラスター単位でランダム割り付けを行う試験。

■非劣性試験（non-inferiority trial）

被験薬が実対照薬と比較して効果が劣らないことを示すための試験。プラセボ対照試験が困難な場合などに行われる。非劣性マージンは，被験薬が実対照薬より劣る幅として臨床的に許容できると判断できる最大の範囲であり，研究者が根拠をもって設定する。

■per protocol 解析（per protocol analysis）

対照群に割り当てられた患者が自ら希望して介入群と同じ治療を受けてしまうというコンタミネーション（contamination）が起こった場合，実際に治療を受けたかどうかで群分けをしなおして解析する方法。per protocol 解析では，ランダム化が破綻し，もはやランダム化比較試験ではなく観察研究と同じになる。

■ 治療企図解析（intention-to-treat analysis, ITT）

コンタミネーションが起こった場合でも，もともとの割り付けに従って解析する方法。ランダム化比較試験ではこの方法を行うことが原則である。

■ 中間解析（interim analysis）

あらかじめプロトコールに定められた方法に則り，ランダム化比較試験が終了する前に，有効性および安全性についての意思決定が可能となる結論が得られるか否かを判定するための解析。

3 観察研究に関連する用語

■ 発生率（incidence rate）

一定期間にどれだけのアウトカムが発生したかを示す指標。

■ 有病割合（prevalence）

ある一時点において疾病を有している人の割合。

■ コホート研究（cohort study）

要因がある集団（曝露群）とない集団（対照群）を経時的に追跡し，アウトカムの発生率などを比較し因果関係を推定する観察研究。発生率や有病割合を算出できる。

■ 前向きコホート研究（prospective cohort study）

現在を起点として，曝露群と対照群を一定期間観察しアウトカムを比較するコホート研究。

■ 後向きコホート研究（retrospective cohort study）

過去を起点として，曝露群と対照群を一定期間観察しアウトカム
を比較するコホート研究。

■ 症例対照研究（case control study）

疾病などを有する患者と同一の源集団から，当該疾病などを有し
ない一般集団をマッチングし，特定の要因への曝露割合を両群で比
較しオッズ比（relative risk の近似値）を求めることにより，因果
関係の推定を行う観察研究。発生率や有病割合は算出できない。

■ 横断研究（cross sectional study）

ある集団のある一時点での要因の有無と疾病などの有無を同時に
調査し，要因と疾病の関連を推定する観察研究。発生率はわからな
いものの有病割合を知ることができる。因果関係の推定はできな
い。

4 疫学・統計の基礎用語

■ 誤差（error）

実際に収集されたデータの分析結果と，真実との間の差。全く偶
然に分析結果が偏る誤差を偶然誤差（random error），研究デザイ
ンが適切でないため系統的に起こる一方向性の誤差を系統誤差
（systematic error）という。後者はさらに選択バイアス，情報バイ
アス，交絡に区分される。

■ 選択バイアス（selection bias）

研究対象者を選択する時点（研究のセッティング，対象者を収集
する方法，研究参加後の脱落など）で生じるバイアス。

■ 情報バイアス（information bias）

曝露やアウトカムを測定する際，誤った情報の入手方法や測定方法により一方向性に歪んだ結果が生じるバイアス。

■ 交絡（confounding）

曝露とアウトカムの双方に関連し，一方の集団に偏って存在する因子によって生じるバイアス。特に治療の効果比較研究において，治療選択とアウトカムの両方に関連する場合を「適応による交絡（confounding by indication）」という。交絡因子のデータが収集されておらず，回帰分析や傾向スコア分析では調整できないことを「未測定交絡（unmeasured confounders）」という。

■ 交互作用（interaction）

研究対象となる要因の効果が他の要因の有無によって変化する場合。効果修飾（effect modification）ともいう。例えばワーファリンの効果は納豆の摂食により減弱するので，ワーファリンと納豆には交互作用がある，という。

■ アウトカム（outcome）

介入または曝露に伴う結果・成果。

■ 一次アウトカム（primary outcome）

研究の主要な目的に直結したアウトカム。通常は一つだけ設定される。

■ 二次（副次）アウトカム（secondary outcome）

一次アウトカム評価を支持する補足的なアウトカム，または一次アウトカムとは異なる副次的な目的に関連したアウトカム。

資料

医学英語論文読解に役立つ疫学・統計基礎用語集

■真のアウトカム（true outcome）

研究の目的に合致し，かつ客観的に評価できるアウトカム。死亡，疾患の発生，副作用の発生，など。

■代替アウトカム（surrogate outcome）

真のアウトカムの発生割合が低く研究期間内での評価が困難な場合，それ自体では対象者の利益とならなくても短期間で評価可能であって，真のアウトカムを合理的に予測しうる代替的なアウトカム。理学的所見・検査データの改善，腫瘍サイズの縮小，治療状態からの離脱，などがある。

■複合アウトカム（composite outcome）

個々のアウトカムの発生割合が低く評価が困難な場合，複数のアウトカムをまとめて，どれか1つでも発生すればアウトカム発生とみなす。例えば，循環器領域でよく用いられる複合アウトカムとして，主要心血管イベント（major adverse cardiovascular events, MACE）が挙げられる。

■内的妥当性（internal validity）

研究のデザインや解析手法が妥当であるか，結果に再現性があるか，考察・結論が適切か，といった研究自体の正しさ。

■外的妥当性（external validity）

研究で得られた結果を他の患者に適用できる程度。一般化可能性（generalizability）ともいう。

■αエラー（第一種の過誤）（type I error）

検定仮説が正しいのに，誤りであると判断する過誤。

■ β エラー（第二種の過誤）（type Ⅱ error）

検定仮説が誤りなのに，誤りであると判断しない過誤。

■ 効果量（effect size）

検出したい差の程度。

■ 点推定（point estimate）

標本集団（sample）のデータを分析した結果から，母集団（population）における真の値を1つの数字で推定したもの。

■ 信頼区間（confidence interval）

点推定値の偶然のばらつきを表した一定範囲の区間。

95％信頼区間とは，ランダムサンプリングを繰り返し，そのたびに信頼区間を計算した場合，100回中95回は信頼区間内に母数が含まれることを示す。

リスク比の95％信頼区間が1をまたいでいる場合や，リスク差の95％信頼区間が0をまたいでいる場合は，統計学的に有意差がない，と判定される。

■ P 値（P value）

統計学的検定において，帰無仮説（null hypothesis）が正しいという前提で，検定統計量がその値をとる確率。P値がどの程度小さい場合に帰無仮説を棄却するかを任意に決めた水準を有意水準といい，一般的には5％（0.05）に設定される。P＜0.05の場合，帰無仮説は棄却され，対立仮説が採用される。

■ 多変量回帰分析（multivariable regression analysis）

介入研究や観察研究で測定された要因とアウトカムについて，アウトカムをY（従属変数，被説明変数）として，他の複数の要因

X_1, X_2, ……, X_n（独立変数，説明変数）を用いて予測する式を作成し，X と Y の関係性を説明する分析。

■ 回帰係数（regression coefficient）

多変量回帰分析においては，他の独立変数の影響を調整した場合の，各変数の重み（weight）を示す。

■ 重回帰分析（multiple regression analysis）

多変量回帰分析のうち，アウトカムが連続変数（検査データなど）の場合。重回帰分析では，残差（回帰分析による予測値と実測値の差分）の分布が正規分布である必要がある。

■ ロジスティック回帰分析（logistic regression analysis）

多変量回帰分析のうち，アウトカムがカテゴリー変数の場合。特にアウトカムが2値変数（時間依存性がないイベントの発生または非発生，死亡または生存，治癒または非治癒など）の場合は二項ロジスティック回帰分析，順序のない3項以上の場合は多項ロジスティック回帰分析，順序変数の場合は順序ロジスティック回帰分析を行う。各要因におけるアウトカム発生のオッズ比と信頼区間を求められる。臨床研究・疫学研究では二項ロジスティック回帰分析がほとんど。

■ オッズ比（odds ratio）

オッズとは，ある事象が起きる確率 p を起きない確率（$1-p$）で割ったものである。オッズ比とは2つのオッズの比であり，コホート研究では発生率のオッズ比，症例対照研究では曝露割合のオッズ比を求められる。ロジスティック回帰分析において，回帰係数 β に対しオッズ比は e^{β}（e は自然対数）と等しくなる。

■ リスク比（risk ratio）/リスク差（risk difference）

　イベントが未発生であるものの将来発生する可能性がある状態を"at risk"といい、"at risk"の集団において観察期間中に新たにイベントが起こる割合をリスク（risk）という。2群間におけるリスクの比を相対リスク（relative risk）またはリスク比（risk ratio）、リスクの差を絶対リスク差（absolute risk difference）または単にリスク差（risk difference）、絶対リスク差の逆数をnumber needed to treat（NNT：必要治療数）という。

■ 生存分析（survival analysis）

　イベントが起こるまでの時間（time to event）をアウトカムとする分析の総称。カプラン・マイヤー法、Cox回帰分析などがある。

■ カプラン・マイヤー法（Kaplan-Meier method）

　イベントが起こるまでの時間（time to event）で各イベント発生をプロットし、累積生存率曲線を描く方法。2つ以上の生存率曲線に違いがあるかどうかを、ログランク検定により検定する。

■ Cox回帰分析（Cox regression analysis）

　多変量回帰分析のうち、イベントが起こるまでの時間（time to event）をアウトカムとする分析。比例ハザード性の仮定（被説明変数に対する説明変数の効果が時間に依存しないこと）を前提とし、その確認のために二重対数プロットなどが用いられる。Cox回帰分析では各要因におけるアウトカム発生のハザード比（hazard ratio）と信頼区間を求められる。

■ 欠損値（missing data）の取り扱い

　臨床研究では、データの測定・収集の過程で欠損値が生じることがある。欠損値の取り扱いとして、欠損値の存在する対象者を解析

から除外する完全ケース分析（complete case analysis）と欠損値補完法（imputation）がある。前者は「完全にランダムな欠損（missing completely at random）」の場合以外は歪んだ結果を導く。種々の欠損値補完法のうち唯一推奨される方法が多重代入法（multiple imputation）である。

■ 傾向スコア分析（propensity score analysis）

観察研究における2群間のアウトカム比較において，各対象者が一方の群に割り当てられる確率を，各対象者の背景要因を独立変数に投入したロジスティック回帰分析などにより算出した値を傾向スコアという。

傾向スコアは，傾向スコア・マッチング（propensity score matching），傾向スコアによる調整（propensity score adjustment），傾向スコア逆確率重み付け（inverse probability of treatment weighting, IPTW）などに利用される。

2群の各対象者のうち，傾向スコアが近い対象者を1：1または1：nでマッチングする手法を傾向スコア・マッチングという。マッチングの手法として，傾向スコアの差が一定の幅（キャリパー，caliper）の範囲内で最も小さいペアを抽出する最近傍マッチング（nearest neibor matching）が最もよく用いられる。キャリパーは，ロジット変換された傾向スコアの標準偏差の20%に設定されることが多い。一度抽出された患者を再度抽出対象に戻す方法を復元抽出（with replacement），戻さない方法を非復元抽出（without replacement）といい，前者が推奨される。

傾向スコア分析は，測定された交絡因子については両群間でうまくバランシングでき，擬似ランダム化（pseudo-randomization）が行える。バランシングの程度は標準化差（standardized difference）を用いて判定される。標準化差が10%以内の場合はバランシングが良好とされる。しかし未測定交絡に対しては無力である。

■ 操作変数法（instrumental variable method）

　対象者の背景要因を X，アウトカムを Y，治療の割り付け変数を Z とするとき，以下のような条件を満たす変数 W を操作変数（instrumetal variable）という。

　①X⇔W の関係はなし，②W→Z の関係はあり，③W→Y の直接の関係はなし（W→Z→Y はあり）

　これらはランダム化比較試験におけるランダム割り付けの条件と似通っている。すなわち W は，ランダム化における「くじ引き」に相当する。この操作変数を用いて，2 段階最小 2 乗法（two-stage least square）などの手法により Z→Y の単独の効果を推計する手法を操作変数法という。理論上，ランダム化比較試験と同様に，未測定交絡の調整も可能とされる。臨床研究でこれまで用いられたことのある操作変数として「患者の居住地域と病院までの距離」「患者が入院した日の曜日」「医師や病院の治療選好」などがある。

■ モデルの誤設定（misspecification）

　多変量回帰分析に投入すべき説明変数の選択を誤ることで解析結果に歪みが生じること。被説明変数に影響を及ぼすと考えられる重要な説明変数が含まれていない場合や，逆に被説明変数に影響を及ぼさない説明変数をむやみに投入した場合にもモデルの誤設定が生じる。

■ モデルの過剰適合（overfitting）

　多変量回帰分析において，サンプル数が少ないにもかかわらず説明変数が多い場合，推定の精度が悪くなること。

■ サブグループ解析（subgroup analysis）

　研究対象者を特定の属性（性別，年齢階級，重症度など）によって層別化し，各層でのアウトカムを分析すること。

■ 感度分析（sensitivity analysis）

　　変数の定義や統計モデルを変更することによって，結果がどのような影響を受けるかを検討する方法。感度分析の結果が主解析と一致するかほぼ同じであれば，得られた結果は「頑健である（robust）」といえる。

■ 無イベント時間バイアス（immortal time bias）

　　死亡などのアウトカムが起こりえない期間を無イベント時間という。異なる群間で無イベント時間に差があることにより生じるバイアスを無イベント時間バイアス，または生存者治療バイアス（survivor treatment bias）という。

■ 処置群の平均処置効果
（average treatment effect on the treated, ATT）

　　もともとある処置を受けた患者群がその処置を受けなかったと仮定した場合の効果の差。もともとその処置を受けなかった患者群については，当該処置の効果は不明である。傾向スコア・マッチングで推定している群間の効果差は ATT である。

■ 平均処置効果（average treatment effect, ATE）

　　母集団の患者すべてがある処置を受けた場合と受けなかった場合の効果の差。IPTW では ATT と ATE のどちらも推定できる。

著者プロフィール

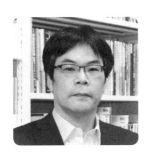

康永 秀生
（やすなが ひでお）

東京大学大学院医学系研究科

公共健康医学専攻臨床疫学・経済学　教授

平成 6 年 東京大学医学部医学科卒。

卒後 6 年間外科系の臨床に従事した後,

東京大学大学院医学系研究科公衆衛生学,

東京大学医学部附属病院企画情報運営部,

Harvard Medical School, Department of Health Care Policy

（客員研究員）などを歴任。

平成 25 年より現職。専門は臨床疫学, 医療経済学。

平成 27 年より Journal of Epidemiology 編集委員。

令和元年より Annals of Clinical Epidemiology 編集長。

令和 3 年 1 月までに医学英語論文の出版数約 580 本。

必ず読めるようになる医学英語論文
究極の検索術×読解術

2021 年 4 月 30 日　第 1 版第 1 刷発行
2023 年 2 月 10 日　　　　第 2 刷発行

著　者　康永　秀生

発行者　福村　直樹

発行所　金原出版株式会社
〒113-0034 東京都文京区湯島 2-31-14
電話　編集(03)3811-7162
　　　営業(03)3811-7184
FAX　　(03)3813-0288
振替口座 00120-4-151494
http://www.kanehara-shuppan.co.jp/

© 康永秀生, 2021
検印省略
Printed in Japan

ISBN 978-4-307-00490-9

印刷・製本／三報社印刷㈱
デザイン／クワデザイン
イラスト／森マサコ

WEB アンケートにご協力ください
読者アンケート(所要時間約 3 分)にご協力いただいた方の中から
抽選で毎月 10 名の方に図書カード 1,000 円分を贈呈いたします。
アンケート回答はこちらから ➡

https://forms.gle/U6Pa7JzJGfrvaDof8

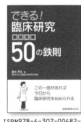
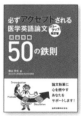

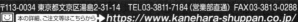

症例報告から臨床研究へ。両者をつなぐ道筋を見出すための一冊

目の前の
患者からはじまる
臨床研究

症例報告からステップアップする思考術

康永 秀生 著　東京大学大学院医学系研究科教授

目の前の
患者からはじまる
臨床研究
症例報告からステップアップする思考術

康永秀生 著
東京大学大学院医学系研究科教授

臨床研究の出発点は、
いつも日常臨床の現場にある――。

"症例報告の学会発表・論文執筆の作法"
"CQを経ざしに、RQに構造化する思考力" が身につき、
「症例報告」と「臨床研究」をつなぐ道筋がみえてくる。

金原出版株式会社

臨床研究はいつも、日常臨床の現場で生まれたクリニカル・クエスチョン（CQ）から、つまり「目の前の患者」からはじまっている。本書では、前半で症例報告の学会発表・論文発表の作法を解説し、後半で症例経験から紡ぎだしたCQをリサーチ・クエスチョンへ発展させる実践的な手法とともに、症例経験から臨床研究につなげた実例を解説する。「今まで症例報告をしたことがない人」も、「症例報告はしたことがあるが臨床研究の経験はない人」も必読の一冊。

CONTENTS

読者対象 医学部生・大学院生、若手医師全般

◆A5判 144頁　◆定価3,520円（本体3,200円+税10%）　ISBN978-4-307-00493-0

Ⓚ **金原出版**　〒113-0034 東京都文京区湯島2-31-14　TEL03-3811-7184（営業部直通）FAX03-3813-0288
📱 本の詳細、ご注文等はこちらから➡ https://www.kanehara-shuppan.co.jp/